Tuvia Tenenbom
Fett wie ein Turnschuh

PIPER

Zu diesem Buch

Die einen snacken vor dem Fernseher, die anderen schwitzen beim Hantelschwingen oder im Bodypump-Kurs: Allein in Deutschland gibt es knapp 6000 Sportstudios, fast jeder zehnte Deutsche packt seine Sporttasche und müht sich an schwerem Gerät oder in Gymnastikkursen ab. Trotzdem werden wir immer dicker. Für seine Kolumne »Fett wie ein Turnschuh« besuchte der (noch) etwas korpulente New Yorker Autor Tuvia Tenenbom die Welt der Fitnessjünger, Sportskanonen, Kurgäste und Abnehmwilligen. Er will sie alle kennenlernen und dabei abnehmen – und zeichnet pointiert ein Bild des Sports als Abbild unserer Gesellschaft.

Tuvia Tenenbom ist Autor, Essayist und Dramatiker. Er ist Artistic Director des Jewish Theater in New York und Autor des Buches »Allein unter Deutschen: Eine Entdeckungsreise«. Für ZEIT ONLINE schreibt er seit Dezember 2011 die Fitnesskolumne »Fett wie ein Turnschuh«.

Tuvia Tenenbom

Fett wie ein Turnschuh

Wie ich im Land der Currywurst 40 Kilo abnahm
Die besten ZEIT-ONLINE-Kolumnen

Aus dem Amerikanischen von Thomas Pletzinger,
Tobias Schnettler und Tobias Jochheim

Piper München Zürich

Mehr über unsere Autoren und Bücher:
www.piper.de

 MIX
Papier aus verantwor-
tungsvollen Quellen
FSC **FSC® C083411**
www.fsc.org

Originalausgabe
Piper Verlag GmbH, München
Mai 2014
© Zeitverlag Gerd Bucerius GmbH & Co. KG
Umschlaggestaltung: Eisele Grafik·Design, München
Umschlagabbildung: Isabel Klett
Satz: Fotosatz Amann, Memmingen
Gesetzt aus der Apollo
Papier: Papier: Munken Print von Arctic Paper Munkedals AB, Schweden
Druck und Bindung: CPI books GmbH, Leck
Printed in Germany   ISBN 978-3-492-30536-5

Inhalt

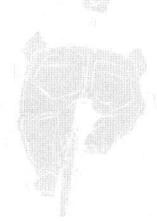

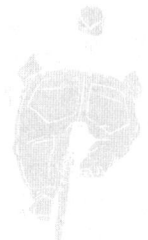

Vorwort

Es ist mir das größte Vergnügen, Ihnen heute Fett wie ein Turnschuh präsentieren zu dürfen, auf dessen Seiten ich einige meiner interessantesten Entdeckungen der letzten Jahre mit Ihnen teilen möchte.

Ich hätte nie gedacht, dass ich eines Tages einmal Sportjournalist sein würde. Als Kind glaubte ich, dass ich mit zwanzig Premierminister, Generalstabschef oder zumindest UN-Generalsekretär sein würde. Warum auch nicht? Allerdings fand ich dann einen besseren Job: Sportjournalist. Ich, der UN-Chef in spe, wurde zum Sportsmann. Wie konnte so etwas geschehen? Nun, alles begann, wie alle guten Dinge beginnen: mit einem Fehler. Vor ein paar Jahren fand ich in meinem Posteingang eine Email mit einer Einladung zum Marathon in Tokio. Damals erwog ich immer noch den UN-Job – und wog knapp 150 Kilo. Ein Marathon war das letzte, an das ich hätte denken sollen – ich schaffte es in New York ja kaum einmal um den Block. Um mich zu einem Marathonlauf zu bewegen, hätte es mehr Länder gebraucht als in den Vereinten Nationen sitzen. Aber weil ich noch nie in Tokio gewesen war, kam die Einladung gerade recht, um mir das Land von den Leuten zeigen zu lassen, die es am besten kannten. Dicke Männer können vielleicht keinen Marathon laufen, aber sie können fliegen. Also flog ich nach Japan. Als ich allerdings in Tokio ankam, merkte ich, dass ich einem großen Irrtum aufgesessen war: Ich war nicht zum Marathon eingeladen, sondern zu einer Pressekonferenz über einen Marathon.

Welche Erleichterung!

Ich schrieb also einen kurzen Text über meine Marathon-Erfahrung für ZEITonline, und ein paar Wochen später begrüßte mich Steffen Dobbert, der Sportredakteur, mit einem breiten Grinsen und einer Überraschung in seinem Berliner Büro. »Willst du eine Sportkolumne für uns schreiben?«, fragte er. Es wäre wahrscheinlich sinnvoller gewesen, mich zu fragen, ob ich ihm Japanisch beibringen könnte, eine Sprache, von der ich kein einziges Wort beherrsche. Wie soll jemand, der nicht einmal um den Block laufen kann ohne eine halbstündige Pause zu machen, etwas über Sport schreiben? Es war mir ein absolutes Rätsel, weshalb ich sofort zusagte.

Welch eine Reise!

Ich schulde Steffen einiges, denn nur dank ihm – und natürlich dank seines großartigen und engagierten Teams bei ZEIT ONLINE – habe ich ein Drittel meines Körpergewichts verloren. Was mir wahrscheinlich das Leben gerettet hat.

Auf den folgenden Seiten werden Sie von meinen Erfahrungen lesen und davon, was ich unterwegs über das Verhältnis von Körper und Geist gelernt habe, von Sport und Spiritualität, von Training und Philosophie. Was all diese Geschichten verbindet, ist das Gefühl der Freude, das ich bei den unterschiedlichsten Aktivitäten an den unterschiedlichsten Orten der Fitnesswelt entdeckt habe.

Ich bin in Österreich auf Pferden geritten, bin mit den Löwen von Palästina gewandert, habe auf einer jüdischen Farm in New York geschuftet und in Arizona mit reichen Amerikanern auf den Putz gehauen. In Kanada habe ich Zumba getanzt, in Deutschland bin ich demonstrieren gegangen. All diese Aktionen hatten zwei Dinge gemeinsam: Freude und gleichzeitigen Gewichtsverlust.

Ich habe meinen Traum vom UN-Chef, Premierminister oder Generalstabschef nicht aufgegeben, aber ich bezweifele, dass mir diese Jobs soviel Spaß machen würden wie Sportjournalist für ZEIT ONLINE zu sein – und jetzt auch für den Piper Verlag.

Vielen Dank für Ihre Aufmerksamkeit.

Mit Dank an meine Frau Isi,
die jedes einzelne Erlebnis
zu einem großen Vergnügen gemacht hat.

Gott muss fett sein

Ich bin ein liebenswürdiges Geschöpf, wenn man so etwas von sich sagen kann. Tatsache ist: Die Leute mögen mich. Sie mögen meine Rundheit. Ich bin ein runder Mann, falls Sie das noch nicht wussten, und die Leute identifizieren sich mit runden Menschen. Besonders mein direktes Umfeld.

Wenn ich eins sagen kann, dann das: Ich habe gute Freunde. Sie geben mir Kosenamen. »Bär« zum Beispiel. Bären sind gut, glaube ich. Der Teddybär etwa. Manchmal nennen meine Freunde mich Teddy. Warum, ist klar: Teddy, der Bär. Wie der chinesische Panda. Bär. Netter Name. Es gibt nur ein Problem (wenn ich mich Ihnen anvertrauen darf): Ich bin kein Bär.

Die Tage des Bären sind lange vorüber. Seit die Leute mich Teddy genannt haben, habe ich zugelegt, ich habe mich vergrößert. Heutzutage bin ich weit mehr als ein Bär. Ein besserer Vergleich steht auf der anderen Seite des Zoos: der Elefant. Das ist eine schlichte Tatsache. Ich will mich nicht herabwürdigen, im Gegenteil: Elefanten sind ebenfalls nett. Wenn ich so darüber nachdenke, sind Elefanten sogar niedlicher als Bären. Sie sind größer. An ihnen ist mehr dran. Ihr Gang sieht irgendwie sexy aus, finden Sie nicht? Sie lassen es ruhig angehen.

Ich habe schon von Elefantenrennen in Nepal oder Thailand gehört, aber ich persönlich habe noch nie einen Elefanten rennen sehen. Im Central Park trifft man ja die verschiedensten joggenden Kreaturen, mit ihren glitzernden iPods und Flaschen voll gefiltertem Wasser, aber niemals trifft man einen Elefanten. Elefanten haben Zeit. Wie ich. Unter Elefanten würde ich mich wahrscheinlich sehr wohlfühlen. Wir bewegen uns mit ähnlicher Geschwindigkeit. Das Problem ist lediglich, dass ich Elefantengröße habe, aber Teddy genannt werde.

Ich war darauf einmal stolz. Wenn ich jemanden kennenlernte und nach meinem Namen gefragt wurde, sagte ich: »Teddy«. »Oh«, antworteten sie, »Teddy!« Als würden wir uns seit Geburt kennen. Aber diese Zeiten sind vorbei. Was soll ich jetzt sagen? Elefanty? So einen Namen habe ich noch nie gehört. Funktioniert nicht. Vielleicht sollte ich »Elefant« mit französischem Akzent aussprechen?

Ich sollte es versuchen.

Das einzige Problem: Wenn ich so weitermache wie im letzten Jahr, ist auch »Elefant« irgendwann keine gute Vergleichsgröße mehr, ganz egal, wie ich es ausspreche. Ich werde etwas Größeres finden müssen. Etwas Fetteres. Etwas Größeres als ein Elefant? Gibt's im Zoo nicht. Um etwas wirklich Großes zu finden, werde ich den Zoo verlassen müssen.

Vielleicht Gott. Gott muss fett sein. Auf jeden Fall ist Gott nicht mager. Ich würde eine Million Dollar wetten, dass Er nicht so aussieht wie meinetwegen Woody Allen. Er ist viel, viel fetter. Gläubige sagen ja immer, dass Er überall ist; und wer überall ist, muss fett sein. Wenn ich weiter zunehme, werde ich göttlich aussehen und göttlich sein. Ich werde den ganzen Tag Schokolade essen und weiter zunehmen.

Gott verzehrt den ganzen Tag belgische Schokolade, zumindest der Gott meiner Vorstellung. Er ist jedenfalls fetter als der Weihnachtsmann. Mein einziges Problem ist (und schon beim Gedanken daran bekomme ich Albträume): Was sage ich, wenn mich jemand nach meinem Namen fragt? Gott? Meiner Erfahrung nach hält einen der von Natur aus engstirnige Mensch sofort für einen Psychiatrie-Flüchtling, wenn man behauptet, man sei Gott.

Sollte mich kümmern, was die Anderen denken?

Der Jahreszeit entsprechend beschließe ich, die alljährlich wiederkehrende Neujahrsgelegenheit für uns Menschen zu nutzen: Ich fasse gute Vorsätze. Die einzige Frage ist: Was nehme ich mir vor? Soll ich mich an den süßesten aller Schokoladen laben und zu Gott werden? Oder tränke ich mich mit gefilterten Wässerchen und werde zu Woody Allen?

Sympathisch wie ich nun mal bin, entspricht Woody Allen nicht zur Gänze meinem Selbstbild. Unter uns: Für einen sympathischen Mann wie mich ist es nicht gerade ein Wunschtraum, zu einem Neurotiker wie Herr Allen zu werden. Andererseits muss ich zugeben, dass ich auch niemals Gott sein wollte. Zuviel Verantwortung. Was macht man zum Beispiel mit dem Erwählten Volk? Manchmal geht es mir ganz schön auf die Nerven, ganz zu schweigen von all den

Nicht-Erwählten. Schrecklich! Wie würde ich denen aus ihrer Euro-Krise helfen? Ich habe keine Ahnung.

Was soll ich tun? Was würden Sie tun, wenn Sie in meiner Elefantenhaut steckten?

Ich habe nicht mehr viel Zeit für eine Entscheidung. Ich höre die Uhr schon ticken. Laut. Nervtötend. Lauter als Gott, nerviger als Woody: 10. 9. 8. 7. 6. 5. 4. 3. 2. 1.

Was halten junge Mädchen von einem dicken Mann?

Wenn ich dieser Tage über das Leben in einem Fitnessclub nachdenke, gebietet es der Anstand, dass ich die Gesellschaft um mich herum nicht ignoriere. In Amerika ist Wahlsaison, eine Zeit, in der uns die Präsidentschaftskandidaten mit immer lauteren Bekanntmachungen, immer größeren Versprechungen und niemals endenden persönlichen E-Mails bombardieren.

All diese Dinge bringen mich in die wenig beneidenswerte Lage, entscheiden zu müssen, wer unser nächster Präsident sein wird. Auf der einen Seite gibt es ein paar Republikaner, die behaupten, Gott hätte ihnen befohlen, zu kandidieren, und weil es Gottes Wunsch ist, soll es auch meiner sein. Logisch.

Auf der anderen Seite haben wir Barack Obama, Amerikas Präsidenten, der in den letzten Wochen alles daran gesetzt hat, mich von einer Lotterie für ein intimes Abendessen mit ihm zu überzeugen. »Michelle und ich laden ein«, schrieb er mir neulich. Alles, was er dafür haben will, sind drei Dollar. »Hey, Freund«, mailte er mir neulich, »spende noch heute $3 oder mehr, wenn du kannst.« Unterzeichnet hat er mit »Barack«.

Ich würde sehr gerne mit Barack essen. Seit Jahren frage ich mich, ob er Knoblauch mag, und das wäre eine großartige Gelegenheit, um diese Frage endlich zu klären. Außerdem ist Michelle sicher eine hervorragende Köchin, und ich würde liebend gerne ihre kulinarischen Kreationen kosten. Das Problem an der Sache: Was mache ich mit Gott, der ja offensichtlich die Republikaner bevorzugt?

Es ist ein riesiges Dilemma: Ich muss zwischen himmlischem und irdischem Lohn entscheiden, zwischen Gott und dem Teufel, würden manche sagen.

Um ehrlich zu sein: Barack Obamas E-Mail hätte zu keinem heikleren Zeitpunkt meines Lebens kommen können. Erst vor einigen Tagen habe ich eine Münze geworfen und den Neujahrsvorsatz gefasst, mich in einem Fitnessclub anzumelden und fettigen Speisen abzuschwören. Aber eine Mahlzeit im Weißen Haus ist sicher extrem reichhaltig.

Vielleicht klingt das für Sie wie eine Belanglosigkeit, aber lassen Sie mich Ihnen einen sehr persönlichen Wesenszug mitteilen: Wenn ich im Januar fettige Speisen esse, esse ich sie bis zum Jahresende weiter. So bin ich. Was will man machen? Höflich, wie ich bin, kann ich eines sicher sagen: Zu Knoblauch mit Michelle und Barack kann ich nicht Nein sagen. Das wäre regelrecht rüpelhaft. Andererseits habe ich einen Vorsatz gefasst. Und wie könnte ich mein Wort brechen?

Um dieses Problem zu lösen, denke ich, sollte ich mich mit meinen Mit-New-Yorkern beraten, ehe ich mich zu weiteren Schritten entschließe. Ich sollte sie fragen, was sie sich für das neue Jahr vorgenommen haben. Und vielleicht auch, was sie von meinem Gewicht halten. Besonders interessiert mich – aber bitte sagen Sie niemandem, dass ich Ihnen das gesagt habe –, was die jungen Mädchen dieser Welt von einem dicken Mann wie mir halten. Wenn die Mehrheit sich ähnliche Dinge vornimmt wie ich oder wenn mir die Mädchen sagen, dass dick nicht schick ist, bleibe ich bei meinem Vorsatz. Und wenn nicht: Knoblauch im Weißen Haus!

Ich beschließe, in Midtown Manhattan zwischen der Penn Station und dem Times Square nach weisen Menschen zu suchen, die mir Erleuchtung bringen. Die erste Person, die ich treffe, ist Timothy, zwar nicht gerade ein Mädchen, aber besser als nichts. Timothy hat sich aufgebrezelt, er zeigt Haut und freut sich, wenn ihn die Leute anstarren.

»Timothy, was ist dein Vorsatz fürs neue Jahr?«

»Occupy the Government.«

Timothy ist keine große Hilfe. Ich will die Regierung nicht besetzen, ich will mit ihr Knoblauch essen.

Ich gehe weiter und treffe drei entzückende schwarze Damen: Kawama, Val und Scootie. Ihr Vorsatz lautet: »Gott näher kommen.« Hat Gott sie mir geschickt, damit ich die Republikaner wähle? Vielleicht.

Aber ich habe keine Zeit, um darüber nachzudenken, denn ein Deutscher namens Detlef stellt sich mir vor. Er raucht, als ob es kein Morgen gebe, und sagt mir, dass sein Neujahrsvorsatz »Viel Arbeit!« ist. Ich will Detlef fragen, ob ihn die Jobsuche nach New York verschlagen hat, aber werde von drei schönen Däninnen abgelenkt: Eline, Katrin and Sofie.

»Sagt mal, Mädchen, würdet ihr einen Mann daten, der so dick ist wie ich?«

Ich bekomme drei Antworten:

»Kommt auf den Mann an.«

»Vielleicht.«

»Vielleicht.«

Das hilft mir auch nicht weiter.

Detlef ist übrigens nicht der einzige Deutsche in der Stadt. Sechs anscheinend unfassbar gelangweilte Deutsche erklären mir, dass sie »keine Vorsätze« haben. Wie wäre es mit »Gewichtszunahme« und »so dick werden wie Tuvia«? Sie platzen vor Lachen. Ich mag sie.

Keiner meiner Befragten bringt mich weiter. Wahrscheinlich sollte ich mich an durchsetzungsfähige Menschen wenden. Wie wäre es mit Polizisten? Polizisten sind entscheidungsfreudige Wesen. Da kommt einer in seinem Polizeiauto angefahren. Ich halte ihn an.

»Was ist Ihr Neujahrsvorsatz?«

»Mehr Leute verhaften.«

»Wie heißen Sie?«

»Das braucht Sie nicht zu interessieren.«

Zwei Straßen weiter nördlich treffe ich den nächsten Polizisten.

»Ich heiße Matt«, sagt er.

»Was ist Ihr Neujahrsvorsatz, Matt?«

»Bettler von den Straßen vertreiben.«

Ich lasse ihn in Ruhe und erwische Bob, einen Mann, der aussieht, als träume er. Oder Ähnliches.

»Was ist Ihr Neujahrsvorsatz, Bob?«

»Ich will 200 Pfund zunehmen.«

»Warum?«

»Ich will Sumo-Ringer werden.«

Ganz in der Nähe treffe ich eine attraktive Dame, die glücklich aussieht, ohne dass ich wüsste, warum. Sie sieht eher nach »Occupy«, denn nach »Wall Street« aus. Die Dame ist fast so dick wie ich. Sie trinkt irgendein Gebräu, Alkohol wahrscheinlich, und ihr Gesicht strahlt. »Du siehst fantastisch aus!«, sagt sie glücklich und nimmt meine Hand. Ihr Freund – ein mageres Männchen – schaut missbilligend drein.

Sofort entscheide ich mich: fettiges Essen mit Barack!

Ich gehe online, wild entschlossen, das Essen mit meinem Freund zu erwerben. Ich sehe es vor mir: allerfeinstes Fleisch, süßeste Nachspeisen, allerbeste Butter.

Aber wie jeder Priester, Rabbi und Imam weiß, betrügt der Teufel seine Jünger: Er lässt mich nicht. »Das Abendessen mit Barack und Michelle ist vorbei«, steht auf dem Bildschirm.

Wir haben 2012. Michelle kocht nicht mehr.

Ich glaube, ich werde meine drei Dollar im Fitnessclub ausgeben müssen.

Gebt mir Bier, gebt mir Würstchen – und ich bleibe im Fitnessstudio!

Wir leben in modernen Zeiten. Wir kommunizieren mit Maschinen namens Siri oder Shmiri, und wir glauben fest daran, schlauer und feinsinniger als alles und jeder zu sein. Und neben Siri und Shmiri schreiben und bekommen wir Textnachrichten und E-Mails von unseren Facebook-Freunden. Und davon haben wir natürlich jede Menge.

Das Leben dreht sich zweifelsfrei um Facebook und iPad, nicht mehr um Penis und Vagina. Unsere analphabetischen Urahnen mögen das noch geglaubt haben, aber wir wissen es besser. Selbst unsere Bilder, unsere eigenen Abbilder, sind nichts weiter als Photoshop-Schöpfungen.

Ein Besuch im Fitnessclub reicht aus, um mir in Erinnerung zu rufen, wie falsch ich damit liege. Und das schon lange. Ich sehe mir die Leute an: riechende Geschöpfe, wie Pferde im Stall. Wenn Photoshop sie gemacht hätte, würden sie nicht so einen Geruch verströmen. Und sie riechen nicht nur schlecht, ihr Treiben ist zudem völlig sinnlos. Sie walken auf Laufbändern, als gingen sie irgendwohin, aber tatsächlich bleiben sie hier. Ganz egal, wie »weit« sie gehen: Sie bleiben immer hier. Manche von ihnen benutzen dazu »Fahrräder«. Man könnte denken, dass sie irgendwohin wollen, dass sie ein Ziel hätten – aber weit gefehlt! Und dann gibt es noch die Treppensteiger. Man denkt, sie würden Etagen erklimmen, erster Stock, zweiter Stock, dritter – und so weiter bis Etage 200. Aber nichts da. Sie bleiben am Boden, ganz egal, wie schnell sie klettern.

Um ein Bild zu verwenden: Diese Leute sehen aus wie Mäuse in Laborkäfigen. Sie rennen und rennen und rennen und rennen. Ins Nichts. Warum tun sie das?

Sie trainieren. Sie bauen Muskeln auf.

Stimmt etwas mit den Muskeln nicht, die sie bereits haben?

Ich kann nichts Falsches daran erkennen.

Sie sind Menschen – und anders als Apparate sind Menschen aus Fleisch, Knochen und Blut. Seht sie euch an, die Walker, Radler und Treppensteiger. Man denkt sofort: Der Motor dieser Menschen wird nicht mit Weisheit betrieben. Ganz gleich, zu welchem politischen Lager sie gehören, an welchen Gott sie glauben, ganz gleich, welcher Rasse sie sind oder gerne sein würden, ganz gleich, wie weiß oder schwarz, wie reich oder arm. Im Kern sind sie alle gleich: Geschöpfe, die mehr Ähnlichkeit mit Pferden, Schweinen oder Mäusen haben als mit glänzenden, smarten Maschinen. Wenn man sie auf ihrem Weg ins Nichts beobachtet, begreift man, wie unrecht die Rassisten unter uns haben. Nein – nicht nur, weil sie denken, dass die anderen Rassen minderwertig sind. Sondern vielmehr, weil sie sich selbst für besser halten.

Es ist komisch, aber unsere Treppensteiger und Walker erinnern mich an die faszinierenden Menschenansammlungen, denen ich in Deutschland begegnet bin. Nein, um Gottes willen, damit meine ich keinen »Umschlagplatz« für Juden auf dem Weg ins Lager. Ich meine etwas ganz anderes: die Weltmeisterschaft. Ich war in Deutschland unterwegs, weil ich ein Buch über Land und Leute schreiben wollte, als meine Füße mich zu verschiedenen sogenannten Public Viewings trugen. Sei es in Tübingen oder Frankfurt, Dortmund oder Berlin – überall sah ich Leuten zu, die auf riesigen Bildschirmen anderen Leuten beim Fußballspielen zusahen. Keiner der Zehn- oder Hunderttausenden, denen ich dort begegnete, kickte jemals einen Ball, erst recht keinen der Bildschirmbälle. Aber alle benahmen sich wie Kicker. Ich sah sie fassungslos an: Warum empfinden diese Fans jedes Tor als »ihr« Tor, obwohl sie nur schreien, Bier trinken und Würstchen essen?

Die Antwort ist erstaunlich einfach: Menschen sind Idioten. Mich natürlich eingeschlossen.

Ich beobachte die riechenden Geschöpfe noch eine Weile, als mir plötzlich eine wundersame Erleuchtung kommt: Der Schweiß anderer Menschen macht sehr, sehr, sehr süchtig. Ich finde etwas, das wie ein Stuhl aussieht, und mache es mir bequem. Ich beobachte die schwitzenden Walker und rede mir ein, dass ich selbst es bin, der geht. Ganz wie die deutschen Fans.

Ich lasse die Frauen und Männer walken und klettern und trainiere meine Gehirnzellen. Ich denke. Tausend Sachen gehen mir durch den Kopf. Und plötzlich, als meine Zellen schon in der Verlängerung sind, verstehe ich bisher unbegreifliche Dinge. Zum Beispiel war mir die Geschichte des millionenschweren Sozialisten Dominique Strauss-Kahn immer ein Rätsel. Etwas an ihm war mir immer suspekt, wenn Sie mir diese offenen Worte gestatten. Wenn ihm Wenigverdiener derart am Herzen liegen und ihm der Sozialismus sozusagen im Blut liegt, warum bekommen die Armen dann scheinbar immer zuerst einen Termin mit seinem Penis, wenn sie Strauss-Kahn sprechen wollen? Michael Moore habe ich auch nie begriffen. Ein schimpfender Kapitalismusgegner, der Millionen Dollar damit verdient, Filme gegen den Kapitalismus zu machen? Das ist paradox, oder irre ich mich?

Heute allerdings verstehe ich die beiden: Sie sehen den Armen zu. Man könnte es als eine Art Sport betrachten. Die einen sehen anderen beim Sport zu und halten sich für Athleten, die anderen betrachten die Hungernden und bekommen Appetit.

Plötzlich ist alles völlig klar!

Ich hätte nie gedacht, dass es einmal so weit kommen würde, aber jetzt sage ich es: Ein Fitnessclub ist ein wundervoller Ort. Gebt mir Bier, gebt mir Würstchen – und ich bleibe für immer!

Ich bin ein großer Fan. Erst einen Tag im Fitnessclub und ich bin schon viel schlauer als zuvor!

Auf dem Laufband muss ich an die Juden aus der Bibel denken

Haben Sie sich jemals die Vielzahl von Menschen angeschaut, die sich Fitnessclub-Mitglieder nennen? Ich wette, jeder Einzelne von ihnen hat mindestens einen Doktortitel in Sport, Fitness oder Clubwissenschaft, oder wie auch immer man das nennt. Ein paar dieser Geschöpfe führen mehrere dieser Titel, da bin ich mir sicher. Ich erstarre vor Ehrfurcht vor ihnen – sie haben mehr Muskeln, als ich Fett habe.

Und alle konkurrieren miteinander, wenn ich das richtig analysiere: wer schneller rennt, wer höher springt und wer schwerere Gewichte heben kann. Könnte ich mich mit ihnen messen? Könnte ich ihr Wissensniveau erreichen? Werde ich es jemals schaffen?

Weil ich in einem Land lebe, das sich »Wir, das Volk« nennt und »*Yes We Can*« sagt, ist die Antwort ein klares Ja. Allerdings muss ich ganz von vorne beginnen. Vielleicht brauche ich sechzig oder achtzig Jahre dafür, aber mit Sicherheit werde ich es schaffen. Die einzige Frage ist: Wo fange ich an? Vielleicht sollte ich es mit einem Einführungskurs versuchen. Das wäre sicher sinnvoll, aber dann stellt sich sofort die nächste Frage: An welcher Universität schreibe ich mich ein?

Vielleicht bringe ich mir die Grundzüge ja auch selbst bei, allein schon, um die 50 000 Dollar Studiengebühren zu sparen, die jede glaubwürdige Uni in diesem Land mittlerweile verlangt. Wenn ich zum Beispiel das nächste Mal eine Pizza will, werde ich sie nicht bei dem netten Ägypter unten im Haus kaufen, sondern beim Italiener auf der anderen Straßenseite. Ein derartiger Spaziergang ähnelt dann der Arbeit auf dem Laufband, oder?

Zweifelsohne eine gute Idee, aber sie bringt ein großes Problem mit sich. Der Ägypter ist immer sehr nett zu mir. Er berechnet mir zum Beispiel nie die Getränke. Wie könnte ein Jude wie ich so ein schönes Geschenk von einem ehrwürdigen Ägypter wie ihm ignorieren? Das wäre unhöflich.

Er weiß allerdings nicht, dass ich Jude bin. Ich habe ihm gesagt, ich sei Jordanier, und weil wir deshalb arabische Brüder sind, denkt er, er müsse mir etwas umsonst geben. Es wäre peinlich und unhöflich, wenn mich der Ägypter mit einer Pizza vom Italiener erwischen würde. Das kommt also nicht in Frage.

Wahrscheinlich sollte ich nur noch Falafel essen. Zwei Blocks weiter gibt es diese Falafel-Bude. Der Besitzer ist ebenfalls Ägypter. Er stopft mein Brot mit doppelt so vielen Köstlichkeiten wie bei seinen anderen Kunden, und außerdem nimmt er immer einen Dollar weniger. Nein, ich habe ihm nicht gesagt, dass ich Jordanier sei. Machen Sie Witze? Ich habe ihm gesagt, ich sei Libanese.

Die Tage vergehen, und ich esse so viele Falafeln,

wie mein Magen vertragen kann. Und siehe da: Ich mache auf der Waage genauso viele Fortschritte wie Israelis und Palästinenser bei ihren Friedensverhandlungen. Ich bin dicker als jemals zuvor. Offensichtlich sollte ich diesen Ägyptern nicht vertrauen.

Ebenso offensichtlich ist, dass ich nicht weiß, was ich tue. Ich habe keinen blassen Schimmer. Ich brauche einen Lehrer. Und wo gibt es besseren Unterricht als an einer Universität?

In Downtown Manhattan gibt es eine Klinik mit einer Abteilung für Physiotherapie, in der allerlei seltsames Kraftgerät herumsteht. Und es ist deutlich billiger als die Columbia University, so viel ist sicher. Hin da! Dreimal dürfen Sie raten, was mich erwartet. Es gibt mehr Ägypter in der Stadt, als Gott zählen kann.

Ich werde von Ayman begrüßt. Ayman ist einer der Therapeuten und stolzer Ägypter. Er liest meine Akte und sieht sofort, dass ich weder Jordanier noch Libanese und erst recht kein Äthiopier bin. Und er verhält sich auch so. In der Sekunde, in der Ayman meine Akte zuklappt, nennt er mich »Bullshit«. Ich schimpfe Arabisch zurück, aber er zuckt noch nicht einmal.

»Du bist Jude«, sagt er.

Sag das noch einmal!

Allah, erklärt mir Ayman, hat dem Araber und dem Juden »genau gleiche Mengen Bullshit« gegeben. »Wir gehören zu einer Familie, wir sind von einem Fleisch. Wir beide sind Bullshit.« Punkt. »Jetzt ab aufs Fahrrad«, sagt er.

Ich frage ihn, ob ich damit nach New Jersey komme.

»Jetzt keine Bullshit-Witze«, bellt er mich an. »Arbeit!«

Ich mag den Mann. Kein Columbia-Professor könnte jemals effektiver sein als Ayman. Ich versuche, Fahrrad zu fahren. Das einzige Problem: Die Riemen an den Pedalen sind für dünne Menschen gemacht. Wie kann ich die auf meine Größe einstellen?

Ein anderer Therapeut, Muhammad, eilt mir zu Hilfe. Während er die Riemen einstellt, erzählt er mir, dass er nächste Woche nach Jericho fährt. Dann passen die Riemen, und ich fahre. Nach zwei Minuten schaue ich auf die Kalorienanzeige: Ich habe ZWEI Kalorien verbrannt!

»Mossad-Leute sind leicht zu erkennen«, sagt Muhammad, »sie tragen ihre Hemden alle gleich.« Und wie genau tragen sie ihre Hemden?, frage ich, während ich wie wild in die Pedale trete. »Die Hemden sind immer über den Hosen.« Wow!

Wir unterhalten uns weiter, weitere fünf Minuten vergehen. Als wir fertig sind, habe ich ACHT Kalorien verbrannt. Ayman fragt mich, wie ich mich fühle.

Fit für Olympia, sage ich.

»Dann ab aufs Laufband.«

Gibt's Falafel, wenn ich fertig bin?

Auf keinen Fall!

»Schon mal auf einem Laufband gelaufen?«, fragt Ayman.

Zeig's mir, sage ich.

»Wie soll ich es dir zeigen?«

Zeig mir zehn Minuten, wie man auf dem Ding geht!

Aber ein Mann wie Ayman hört nicht auf einen Juden.

»Du gehst!«

Gott sei Dank für die Ägypter! Ich schalte den Ventilator an, frische Luft bläst, ich drücke »Start«, und dann walke ich auf einem Laufband. Ich kann mir nicht helfen, aber ich muss an die Juden aus der Bibel denken, die vor den Ägyptern flohen. Laut Bibel flohen sie vierzig Jahre lang. Ich stehe fünf Minuten auf dem Laufband, aber es fühlt sich an wie fünfzig Jahre. Ich verbrenne VIERZEHN Kalorien.

Als wir mit dem Laufband fertig sind, stellt Ayman ein paar Meter vor mir einen hölzernen Tritt auf den Boden und sagt, ich solle »mit dem rechten Bein 30 Mal hoch und runter steigen«.

Warum nur mit dem rechten Bein?

»Erst rechts, dann links.«

Warum, zum Teufel, habe ich nachgefragt? Warum erst hoch und dann wieder runter? Ich will ihn herausfordern, um mich aus einer weiteren ägyptischen Sklaverei zu befreien.

»Weil du trainieren sollst, Jude!«

Ich steige 29 Mal hoch und wieder runter und fühle mich super. Ich muss »muskulös« wirken, denn ein schwuler Typ starrt mich die ganze Zeit mit leuchtenden Augen an. Ich habe heute Abend mindestens ZWEIUNDZWANZIG Kalorien verbrannt, die Kalorien vom Holztritt noch gar nicht mitgerechnet!

Ein Wunder.

Sehr zufrieden gehe ich vor die Tür, um frische Luft zu schnappen. Ein Schwarzer spricht mich an.

»Wie wär's mit einem Negerwitz?«

Heute nicht, mein Bruder.

»Das ist aber mein Job, Alter!«

Also gut, schieß los.

»Woher kommst du?«

Ich? Aus Deutschland. Sieht man das nicht?

»Was ist das Schlimmste, was ein schwarzes Kind zu einem Deutschen sagen kann?«

Keine Ahnung.

»Hi, Daddy!«

Ich muss derartig laut lachen, dass ich dem Mann gerne einen Dollar gebe. Als Araber spare ich einen Dollar, als Deutscher verliere ich ihn wieder. Aber ein angehender Doktor im Fachbereich Laufband kann sich solche Ausgaben leisten.

Auf dem Rad mit Ahmadinedschad

Ich habe gute Freunde, ob Sie es glauben oder nicht. Leute, denen ich wirklich wichtig bin. Diese Leute raten mir ausnahmslos zu einem Besuch im Fitnessstudio. Sport ist gesund, sagen sie. Manche gehen sogar so weit zu behaupten, dass Sportstudios die Treffpunkte der schönsten Frauen der Stadt seien. Zum Beweis mailen sie mir vielversprechende Fitnessstudio-Witze mit Bildern von wunderschönen »Babes«. Diesen hier zum Beispiel:

»Ich trainierte gerade im Fitnessstudio, als ich ein hübsches, junges Ding erblickte (hier folgt ein Bild des jungen Dings). Ich fragte einen Trainer, der in der Nähe stand: ›Welche Maschine soll ich benutzen, um das süße Ding dort zu beeindrucken?‹ Der Trainer sah mich an. ›Den Geldautomaten im Foyer‹, sagte er.«

Nicht gerade überzeugend, oder? Warum Sport, wenn's nur um Geld geht?

Als ich allerdings heute in der Rushhour die Straße entlanglaufe, kommt David auf mich zu. Wir kennen uns nicht, aber er scheint mich trotzdem zu mögen. »Hey, Dicker«, sagt er, »ich hab da was für dich!«

Lange Rede, kurzer Sinn: Er bietet mir eine Probemitgliedschaft im Bally Sports Club an.

Ich betrete den Club.

Es ist rappelvoll, voller noch als auf dem Tahrir Platz. Ganz ehrlich. Und jeder hier macht Sport. Es gibt keine Fenster, aber überall Spiegel. Was auch immer man macht, an welcher Maschine auch immer man arbeitet – man kann sich dabei im Spiegel anstarren und sieht, wie großartig man aussieht. Vergessen Sie die Babes, hier geht es ausschließlich um Sie!

Der einzige Unterschied zum Tahrir Platz ist, dass man hier nicht miteinander kommuniziert. Aber nicht, dass es hier leise wäre. Ganz im Gegenteil. Musik dröhnt, hauptsächlich Hip-Hop und Rap, und auf den Fernsehern über den Spiegeln laufen irgendwelche Sportsendungen. Hier hätte keine Maus mehr Platz, aber wundersamerweise entdecke ich ein freies Trainingsrad und steige schnellstens in den Sattel.

Es hat eine Art Armaturenbrett mit tausend Knöpfen. Ich drücke einen, auf dem steht: »*Race on*«. Ich habe keine Ahnung, gegen wen ich antrete, schließlich redet man hier nicht miteinander, aber nichtsdestotrotz schieße ich aus den Startblöcken. Es dauert nicht lange, und ich gerate in eine Art Ekstase, fast eine Vision: Plötzlich sitzt der iranische Präsident Mahmud Ahmadinedschad auf dem Rad neben mir. Ich habe meinen Gegner! *Race on, baby!*

Ich liebe es! Für jeden Gang, den Mahmud hochschaltet, lege ich noch einen drauf. Je schneller Mahmud trampelt, desto schneller trete ich. Wir haben ein richtiges Rennen! Mahmud flüstert mir mit Atomgeschwindigkeit Sätze ins Ohr:

»Sie wissen nicht, was kommt!«

Wie bitte?

»Sie wissen es nicht!«

(Ich trete schneller in die Pedale und frage:)

Wer?

»Das bleibt unter uns!«

Okay.

»Beachtliche Geschwindigkeit!«

(Ich sehe auf das Armaturenbrett.)

Ja. Ich habe zwei Kalorien verloren!

»Kalorien?«

Ich fühle mich schon viel leichter.

»Es fliegt schnell!«

»Es«?

»Psst. Nicht so laut, sonst hören sie uns!

Wer?

»Sie!«

Sind »sie« hier?

»Siehst du sie nicht? Sie wollen uns aufhalten!«

(Ich prüfe noch einmal den Kalorienzähler.)

Mich hält niemand auf! Ich habe schon wieder zehn Kalorien verloren!

»Wir verlieren nie!

Was redest du da? Ich bin hier, um zu verlieren!

»SIE können meinetwegen verlieren – wir aber legen zu!«

Du bist hier, um zuzulegen?

»Natürlich!«

An diesem Ort soll man Gewicht verlieren, nicht zulegen!

»Gewicht? Welches Gewicht?«

Ich bin recht dick.

»Ich nicht!«

Das sehe ich.

»Leicht, nicht dick!«

Das bist du, ja.

»Nicht ich – »Es«!

Wer ist »Es«?

»Es ist leicht, und es fliegt.«

Wer ist leicht und fliegt?

»Wenn es landet, werden wir alle so dünn, dass wir fast verschwinden.«

Sprichst du von …

»Still!«

(Er fährt jetzt im siebten Gang. Ich liefere ihm ein Rennen. Ich atme schwer. Ich verliere Kalorien, als gäbe es kein Morgen. Schon 77! Ich bin so aufgeregt, dass ich schreie:)

Ich bin leicht und fliege!

Mahmud antwortet nicht. Ich rase weiter, ich habe einen Lauf. Ich checke das Armaturenbrett: schon eine halbe Meile. Ich sehe mich nach Mahmud um, aber er ist nicht mehr da. Nicht nur er; etwa die Hälfte der Leute ist verschwunden.

Ich bin schockiert. Nicht, weil mein lieber Mahmud und die anderen verschwunden sind, sondern weil Mahmud meine uralte Theorie widerlegt hat: Dicke Menschen sind gutherzig, lustig, freundlich und verlässlich – dünne Menschen sind gesundheitsfanatisch, neurotisch, todernst, verrückt und nicht gesellschaftsfähig. Aber ganz anders mein Mahmud: dünn, lustig, freundlich und liebevoll. Das zahle ich ihm heim!

In der schmetternden Musik in diesem Land der

Spiegel steige ich vom Rad und gehe zum Laufband. Das Laufband ist eine gute Maschine, man hat so viele Möglichkeiten. Es fragt mich nach meinen Zielen: Will ich Gewicht verlieren? Will ich Muskeln aufbauen? Will ich auf einer Ebene laufen oder bergauf?

Ich will mir alle Möglichkeiten offenhalten; ich wähle nichts.

Eines allerdings können Sie mir glauben: Ich bin unterwegs, wohin auch immer. Ich walke, aber mein Kopf fliegt. Zig Leute kommen mir in den Kopf. Hier ist ein Typ aus Norddeutschland, der mich anschreit. Er trägt ein Ensemble mit »No War«-Stickern in zwanzig verschiedenen Farben und »Peace & Love« in 50 verschiedenen Sprachen. Sein Gesicht ist rot vor Wut. Er nennt sich *hh2elbe1* und ist kurz vorm Platzen:

»Hör auf, ständig über Araber und Juden zu schreiben. Das ist uns egal. Alle Menschen sind gleich. Wir leben in einer neuen Welt, begreif das endlich! Gieß kein Öl ins Feuer. Und wo wir gerade dabei sind: Warum klaut ihr den Palästinensern ihr Wasser?«

Ich will diesem Nerd entkommen, also steige ich vom Laufband und versuche es eine Etage tiefer. Es gibt dort einen tollen Whirlpool, also springe ich direkt rein. Das Wasser trifft meine Fettzellen mit voller Wucht, ich werde leicht und fliege, ich fühle mich selbst wie ein hübsches, junges Ding. Ich bin um die Hälfte geschrumpft. Ich fühle mich derartig gesund, dass mich direkt ein riesiges Verlangen nach einer starken Zigarette packt, nach ein paar Big Macs und Bierchen, vielleicht gar nach einem Stück Cheesecake. Ich liebe meine Freunde!

Alle schwitzen, ich komme mir vor wie ein Teich

Ich weiß nicht, wie es Ihnen geht, aber ich habe eine Aversion gegen Fahrräder. Ich mag sie einfach nicht. Punkt.

Mein Hass gegen Fahrräder stammt aus Hamburg, einer der Orte auf diesem Planeten, an dem sich Fußgänger und Radfahrer den Bürgersteig teilen müssen. Und fast alle fahren Fahrrad. Tatsächlich gibt es in Hamburg mehr Fahrradfahrer als China Einwohner hat – mit einem Unterschied: Die Radfahrer Hamburgs benehmen sich wie Milizen. Wenn du einen schmalen Bürgersteig entlang läufst, bepackt mit Koffern schwerer als durchschnittliche Nato-Raketen, hast du trotzdem stehen zu bleiben und den Weg frei zu machen, wenn Herr und Frau Radfahrer angefahren kommen. Sie verlangen das von dir. Wenn du nicht spurst, beschimpfen sie dich in saftigem Deutsch und drücken ihre Glocken, und sie hören nicht auf damit, ehe du taub bist oder tot.

Ganz anders in New York. Hier respektieren die Radfahrer die Fußgänger noch. Und ich bin Fußgänger.

Eine alte Dame von etwa 90 Jahren kommt auf mich

zu. Sie gibt mir ein Flugblatt und will, dass ich es mir ansehe. Es geht um Jesus – »Erlösung durch das Blut Jesu Christi«. Ich kann kein Blut sehen und lasse die Gelegenheit zur Erlösung ungenutzt verstreichen. Ein paar Chassidim gehen an mir vorbei. Sie singen von der Ankunft des Messias und dem Tag, an dem die Heiden die Juden nicht länger beherrschen. Anscheinend hat ihnen noch niemand gesagt, dass der Bürgermeister dieser Stadt Jude ist. Ich gehe weiter und komme am Scientology Center vorbei. Ein Pakistani zeigt mir stolz seinen ledergebundenen Koran und will ihn mir leihen – für den Fall, dass ich aus dem arabischen Original beten will.

Was ist hier eigentlich los? Ist heutzutage jeder religiös? Ich muss mich in Sicherheit bringen, also gehe ich zu Equinox, meinem Fitness-Club. Die Leute da sind erklärte Linksliberale. Equinox-Mitglieder bekommen Kopien ausgewählter Artikel der *New York Times*, und ständig läuft MSNBC im Fernsehen.

Heute steht – wie konnte ich das nur vergessen? – ein Studio-Cycling-Kurs auf meinem Plan, der im Cycling Studio stattfinden soll. Ich selbst beziehungsweise mein dummes Ich hat letzte Woche diesen Plan gemacht. Ich muss betrunken gewesen sein. Jetzt gibt es kein Zurück, ich muss den Milizen beitreten!

Ich versuche, meine Aversion gegen Fahrräder zu überwinden, und frage im Sportshop nach Whisky. Aber Equinox hat keinen Whisky im Sortiment, tut uns leid. Anstelle von Alkohol stehen *Muscle Milk* (die »keine Milch enthält«), zwei hartgekochte Eier und ähnliche Leckereien auf der Karte. Ich bin verwirrt: Wenn ich Muskeln aufbauen kann, indem ich milchfreie *Muscle Milk* trinke, warum soll ich dann trainieren? Warum Sport machen, wenn ich mit zwei hartgekochten Eiern abnehmen kann?

Wie auch immer diese Dinge zusammenhängen, zumindest will mich hier kein religiöser Fanatiker zu irgendeinem Glauben bekehren. Schließlich ist das hier ein Fitness-Club.

Ich betrete das Cycling Studio. Ein Trainer und fünfzig Jünger sind schon da. Die Fahrräder sind hervorragend, viel schöner als die in Hamburg. Sie glänzen, sie sind leistungsstark, und sie haben jede Menge Knöpfe für Widerstand und derlei Dinge, mit denen ich mich überhaupt nicht auskenne.

Ich strampele. Ich, der Dicke von New York, bin auf dem besten Weg zu einem deutschen Milizionär!

Junge, ist das anstrengend! Wie soll ich das schaffen? Der Kurs dauert 45 Minuten, aber ich werde noch nicht einmal 45 Sekunden überleben.

Ich diskutiere mit mir selbst: Wenn meine Ahnen 2000 Jahre im Exil überlebt haben, sollte ich da nicht 45 Minuten im Equinox überstehen?

Wie überwinde ich meinen Hass auf das Fahrrad?

Mir kommt eine Idee: Am besten konzentriere ich mich auf die anwesenden attraktiven Damen. Grandiose Idee, oder?

In den riesigen, blitzblanken Spiegeln hat man alles perfekt im Blick, und ich sehe mir die Damen an. Wie auf ein himmlisches Stichwort schaltet der Trainer ausgerechnet in dieser Sekunde das Licht aus.

Laute Musik erklingt.

Gedämpftes blaues Licht geht an.

Der Trainer hebt beide Arme, als würde er den Heiligen Geist empfangen, und alle andere machen es ihm nach.

Es wird völlig dunkel.

Der Trainer ruft »Aufstehen!« wie ein Rabbi in der Synagoge.

Die Fahrradgemeinde steht auf.

»Hinsetzen!«, sagt er.

Alle setzen sich.

»Beschleunigen!«, brüllt er.

Alle beschleunigen.

»Widerstandsknopf drehen!«

Alle gehorchen.

»Schneller werden!«

Dito.

»Aufstehen. Hinsetzen. Sitzen bleiben.«

Dito.

Alle schwitzen. Ich komme mir vor wie ein Teich.

»Wasser trinken«, schreit er.

Zeit für die Kommunion, die Gemeinde trinkt.

»Schneller werden. Widerstand erhöhen. Bergauf. Bergab. Setzen. Stehen.«

Sie gehorchen. Manche sind Extremisten; sie fahren härter, drehen den Widerstand höher und treten immer schneller. Das war natürlich zu erwarten, denn jede Religion hat ihre Extremisten. Und wie in einer guten Moschee, wo Allah sich unsere Gebete nur zu bestimmten Tageszeiten anhört, wird hier die Messe auch nur zu bestimmten Zeiten gelesen. Ist der Ausbilder Muslim? Wer weiß. »Konzentration!«, schreit er plötzlich, ganz wie ein jüdischer Kabbalist. Ist er Jude? Wer weiß.

So geht es 44 Minuten lang weiter, im Stockdunkeln. Ich mache weiter, ich verliere schneller an Gewicht, als die Iraner Atombomben produzieren.

Pünktlich zu Minute 45 befiehlt der Ausbilder der Gemeinde den Abstieg vom Rad.

»Bücken!«, schreit er. Das Licht geht an, und wir alle verbeugen uns vor unserem Gott in den Spiegeln: Vor uns. Vor mir.

Ich bin Gott, und die Welt soll es wissen.

Räumt die Bürgersteige Hamburgs, Ungläubige, denn hier kommt der göttliche Tuvia auf Seinem Fahrrad. Rüstet euch, oh Deutsche von Hamburg, Ihm eure Gaben darzubringen: *Muscle Milk* und hartgekochte Eier. Er hat sie bitter nötig!

Muskeln!
Ich will Muskeln.
Wie du!

Einen Block entfernt von Victoria's Secret, dem Laden für dünne Damen mit den geheimsten Geheimnissen, stehen zwei Männer auf der Straße und trainieren. Sie ziehen, sie drücken, und dazwischen machen sie Übungen, die komplizierter sind als zeitgenössischer Tanz. Einer ist schwarz und groß wie ein Wolkenkratzer, der andere ist Hispano und viel kleiner. Der Schwarze nennt sich Prophecy, er ist mir sofort sympathisch. Endlich habe ich, der ich immer Prophet werden wollte, wenn ich einmal groß sein würde, meinesgleichen gefunden.

Armdrücken?, frage ich meinen Co-Propheten. Wir machen Armdrücken. Eine Traube Menschen beobachtet unsere Straßenperformance. Sie wollen wissen, wer gewinnt: der Schwarze, der Braune, der Weiße? Aber Prophecy beachtet sie kaum. Alles, was er wissen will, ist: »Wer bist du? Woher kommst du?« Ich weiß nicht, warum er diese Fragen stellt. Sollte ein Prophet solche Dinge nicht herausfinden können?

Ich würde gerne über dich schreiben, erkläre ich ihm.

Prophecy ist begeistert. Er und der Hispano namens

Adem haben ein langes Seil, mit dem sie ihre Muskeln trainieren. Ich steige ein. Prophecy packt das Seil an einer Seite, ich an der anderen, und dann ziehen wir beide in entgegengesetzte Richtungen. Ich spüre, wie sich meine Muskeln aufbauen, immer mehr Menschen sehen uns zu.

Prophecy, der bei der Geburt von seiner Mutter den Namen Antwone bekam, erzählt mir, dass er einmal christlicher Rapper war.

Und jetzt nicht mehr?

»Bin ich immer noch.«

Gibt es einen Zusammenhang zwischen Religion und Fitness?

»Ja. Man muss beides draufhaben!«

Wir ziehen fester, uns wird das Klicken der Touristenkameras bewusst.

Was ist das Besondere an dir, Prophecy?

»Ich versuche, die Vorurteile der Leute gegenüber Schwarzen zu bekämpfen.«

Wie machst du das?

»Ich lächele die Leute an, wenn ich auf der Straße trainiere, ich winke, und sie sagen: ›Der schwarze Mann ist nett. Der schwarze Mann ist glücklich.‹«

Werde ich eines Tages so sein können wie du? Ein glücklicher schwarzer Mann?

»Du hast eine hervorragende Mentalität, das ist das Wichtigste.«

Aber Muskeln! Ich will Muskeln. Wie du!

»Widme zehn Minuten am Tag dem Training, nicht mehr. Beginne wie ein Baby, mit kleinen Schritten. Wenn du das machst, wirst du aussehen wie ich.«

Prophecy zeigt mir, wie ich aussehen werde, wenn

ich einmal groß bin – und mit Babyschritten beginne. Er macht unglaubliche Liegestütze, manchmal mit beiden Beinen in der Luft. Ich starre den Propheten mit den prallen Muskeln an, ein griechischer Gott in Schwarz, und eine Frage kommt mir in den Sinn: Wie sieht die Frau dieses Propheten aus – falls er verheiratet ist?

Bist du verheiratet, Prophecy?

»Nein.«

Schwul?

»Nein!«

Aber er würde gerne heiraten. Irgendwann.

Soll deine Frau auch solche Muskeln haben wie du?

»Nein. Eine Frau sollte Muskeltonus haben, das reicht. Eine Frau sollte nicht aussehen wie Arnold Schwarzenegger.«

Ich habe keine Ahnung, was »Muskeltonus« ist, also frage ich ihn nach dem Idealbild einer Frau, die er gerne hätte.

»Eine Frau mit natürlichem Haar.«

Schwarz?

»Ja, schwarz. Ich muss meinesgleichen unterstützen.«

Aber bis es so weit ist, scheint es Prophecy Spaß zu machen, auf den Straßen New Yorks seine Muskeln aufzubauen.

Wie lange wirst du noch so trainieren?

»Bis zum Tag, an dem mich Gott ruft und sagt: ›Komm mit!‹«

Was wirst du dann da oben im Himmel tun?

»Ich werde Personal Trainer der Engel sein.«

Prophecy hält Fitness für eine Form von Spiritualität. »Die Schrift sagt«, predigt er, während sich immer mehr Leute um uns versammeln, »dass dein Körper der Tempel ist. Das bedeutet, dass du deinen Körper wie die Kirche lieben sollst, denn der Körper ist ein Tempel.«

Diese Idee kommt mir erfrischend vor, und ich beschließe, einen Tempel zu finden, um mein Konzept von Religion neu zu überdenken. Ich gehe los und bemerke zu meiner Überraschung, dass Prophecy mir folgt.

Alles in Ordnung, Prophecy?

»Ich würde dich bitten, diesen einen Satz, den ich gesagt habe, nicht zu zitieren.«

Welchen?

»Dass ich eine schwarze Frau heiraten möchte, weil ich meinesgleichen unterstützen will. So was zu sagen ist nicht nett. Ich liebe alle.«

Ich verstehe Prophecy. Er verdient sein Geld mit dem Verkauf von DVDs seiner Übungen auf der Straße und möchte am besten niemanden vor den Kopf stoßen. Trotzdem, und weil ich selbst Prophet bin, beginne ich zu predigen:

Sieh dir all die Weißen hier an. Sie machen Bilder von dir, schwitzend. Weißt du, warum?

Er sieht mich an. Er sieht die Leute und ihre Kameras an. Er sieht wieder zu mir. Er sagt nichts. Und dann spricht er:

»Manchmal sehe ich die Blicke dieser weißen Leute. Wie sie mich ansehen. Ich weiß, was sie denken: ›Dieses Tier kommt geradewegs aus dem Dschungel. Was ist das für ein Tier? Ist es ein Krokodil? Wird es uns anspringen?‹ Ja, das denken sie, wenn sie mich sehen, einen Schwarzen, der auf der Straße Liege-stütze macht.«

Soll ich den Satz immer noch streichen?

»Nein, Mann!«

Nun, da er seine intimen Gedanken ausgesprochen hat, scheint Prophecy erleichtert, aber er ist auch neu-gieriger, wer denn sein Propheten-Kollege wirklich ist.

»Sag mal, bist du Europäer?«

Ja, lieber Bruder, du bist hinter mein Geheimnis gekommen. Ich bin aus Deutschland.

»Ihr Deutschen seid gut. Bei euch gibt es keinen Rassismus.«

Nein, gibt es nicht. Gab es nie. Wir sind rein.

In der Fitness-Oase der Superreichen

Wenn man superreich ist und jederzeit jemanden zur Hand hat, der alles für einen macht ... Geht man dann jemals ins Fitness-Studio?

Ich weiß nicht, wie es Ihnen geht, aber ich sitze hier in New York, rauche eine Zigarette, und diese Frage lastet schwer auf mir. Also entschließe ich mich dazu, sie zu untersuchen, mit aller gebotenen Ernsthaftigkeit. Und fliege zu den Reichen.

Willkommen auf der Canyon Ranch, dem Gesundheits-Mekka in der Wüste für gut betuchte Amerikaner in Tucson, Arizona. Als ich die Anlage betrete, bittet mich ein gut aussehender Herr am Empfang, einige Papiere zu unterschreiben, in denen ich erkläre, mich an die Regeln des Hauses zu halten. Beispielsweise darf ich nicht mein Handy benutzen, es sei denn, ich befinde mich in meinem Zimmer oder in eigens ausgewiesenen Bereichen. Das Rauchen ist natürlich auch nur in ausgewiesenen Bereichen erlaubt. Diese liegen zufälligerweise am Rand der Ranch. Folgsam unterschreibe ich. Er überreicht mir den »Twaker«. Das steht für »This Week at Canyon Ranch« und ist eine nett gemachte Broschüre, die das Angebot der Ranch erklärt: Training, Übungen, Kurse, Programme, Spezialbehandlungen und alles dazwischen.

Ich laufe zum Raucherbereich, wo ich Heather treffe. Die Canyon Ranch habe ein exzellentes Sieben-Tage-Programm, in dem Leuten wie ihr das Rauchen abgewöhnt werde. »Ich habe nur eine Packung für meinen gesamten Aufenthalt hier mitgenommen«, sagt sie. »Zwei Zigaretten pro Tag.«

Nach dem Rauchen treffe ich Sandy.

Was soll ich tun?, frage ich sie.

»Watsu.«

Was?

»Du wirst dich fühlen wie ein Fötus im Mutterleib. Watsu.« Sandy ist im Himmel. Watsu hat ihr das Leben geschenkt.

Ist Watsu eine Übung?

»Mach es. Mach Watsu.«

Trainieren die Leute hier nun, oder begeben sie sich nur zurück in den Leib ihrer Mama? Ich überprüfe meinen Twaker.

Die »Vogelwanderung« soll jeden Moment beginnen. Ich habe noch nie eine Vogelwanderung unternommen, noch den Drang dazu verspürt. Aber die Leute hier sind mächtig aufgeregt.

Die Wohlhabenden, denke ich mir, wollen fliegen, Käfer in Baumkronen essen und zurück in den Mutterleib. Ich schließe mich ihnen an.

Während die Reichen um mich herum ihre Ferngläser schwenken, schaue ich in die Umgebung: Kakteen. Ich sehe sie, wohin auch immer ich gucke. Groß, stolz, scharfkantig, immer aufgerichtet. Kurz: wunderbare Schönheit.

Wir laufen, laufen und laufen. Die Vögel am Himmel fliegen, die Kakteen unter ihnen wollen nicht enden, und ich sehe Heather wieder, rauchend.

Ist das deine zweite Zigarette des Tages, deine letzte?

»Meine achte!« Sie nimmt einen langen Zug, genüsslich saugt sie Teer und Nikotin ein. »Morgen habe ich eine Behandlung. Danach gibt's keine Zigaretten mehr.«

Die Ranch kostet übrigens ein Vermögen. 1000 Dollar pro Tag, manchmal mehr. Heathers Versuch, das Rauchen aufzugeben, wird sie 7000 Dollar kosten. Nicht schlecht.

Vielleicht sollte ich auch aufhören zu rauchen. Ich werde in den Mutterleib zurückkehren. Sobald ich wieder rauskomme, werde ich Nichtraucher sein. Gute Idee? Jawoll, großartig! Ich gehe zum Watsu. Zwischen drei wunderschönen Swimmingpools an einem großen dunklen Ort mit gedimmten pastellfarbenen Lichtern wartet Susan auf mich, die Watsu-Lady, und begrüßt mich mit einem liebenswürdigen Lächeln.

Wir sind im Schwimmzentrum, und das ganze Ding gehört mir! Ich klettere in einen der Pools.

An der Decke: naive Malerei. Ein süßer Bär, putzige Pferde, kleine Menschen und mehr. Susan befestigt Schwimm-Hilfsgeräte an Schlüsselpartien meines Körpers – ein »Halsband« für den Nacken, eine »Nudel« für die Beine – und dirigiert mich, eine Hand unter meinem Rücken, direkt unter den Bären. Zu beruhigender Hintergrundmusik streichelt mich Susan, massiert, streichelt wieder und massiert erneut. Ab und zu dreht sie mich herum, ganz spielerisch, bis ich mich fühle wie ein Baby in einer Krippe. Viel besser als ein Fötus im Mutterleib, denke ich.

Sie flüstert mir ins Ohr, dass ich ihr vertrauen soll, dass sie auf mich aufpassen wird und dafür sorgen, dass ich niemals ertrinke oder mich verletze.

Ich vertraue ihr.

Und wie wundervoll es ist zu vertrauen! Susan streichelt mich, Susan kneift mich, Susan lächelt mich an, streichelt meine Stirn, zieht an einem Finger, dann an einem anderen, einem Zeh, einem anderen Zeh, sie massiert jede schmerzende Stelle, dreht mich herum als bestünde ich aus Federn, umarmt mich fest, hält mich näher bei sich, nimmt mich in beide Arme, zwinkert mir zu, lächelt wieder, streichelt mich mehr und mehr, meine Haut sehnt sich nach ihrer Berührung, und der Bär schaut zustimmend auf uns herab.

Alles, was ich will, ist eine Mama, einen Bär und eine Menge Milch.

Das hier ist das beste Diätprogramm der Welt: Innerhalb eines Augenblicks wiegst du nur noch so viel wie eine Feder. Und du bist umgeben von Liebe.

Sämtliche Schmerzen, die ich jemals hatte, sind fort. Mama Susan umarmt mich noch einmal fest. Ich erinnere Mama daran, sicherzustellen, dass sie mit dem Geldsparen beginnt, damit ich das College in Yale oder Harvard bezahlen kann, wenn ich groß bin.

Mama lacht. Das tun Mamas.

Leider lassen dich Mamas auch fallen, wenn du älter wirst. Zum Beispiel, wenn die Watsu-Zeit vorbei ist. Langsam holt mich Susan aus dem Wasser. Mir ist eiskalt in der heißen Wüste von Arizona, und ich schaue mich um nach Papa.

Man sagt mir, dass Papa, der Erfinder und Schöpfer dieses 700 000 Quadratmeter großen Paradieses 730 Meter über dem Meeresspiegel, Mel heißt. Aber wo ist er?

Ich gehe ihn suchen.

In Anbetracht der auf der Ranch verteilten Buddha-ähnlichen Statuen nehme ich an, dass Papa Inder, Chinese, Tibeter oder sonst irgendwie asiatisch ist. Werden die Leute aus dem Pressebüro der Ranch, die mich eingeladen hatten herzukommen, so freundlich sein, mich meinem asiatischen Papa vorzustellen?

»Mel ist sehr schüchtern«, sagt die Pressedame. »Er gibt keine Interviews. Gerade erst hat er der *New York Times* abgesagt. Aber er hat mich gebeten, Ihnen das hier zu geben«, sagt sie und reicht mir Mels Buch *Mels Tipps für ein gesundes Leben*. Ich gebe ihr mein Buch, *I Sleep in Hitler's Room,* und gehe schlafen. Ich fühle mich noch schüchterner als Mel.

Am nächsten Tag gehe ich wieder zum Schwimmzentrum. Mama ist nicht mehr hier, nur ein paar Trainer. »Zum Pool«, lautet der Befehl.

Sie geben uns Übungsgeräte. »Hand-Bojen«, die aussehen wie Hanteln, »Nudeln« und allen möglichen anderen Kram der schwimmenden Art. Um mich herum ein Haufen Damen, offensichtlich seit Ewigkeiten mit Geld verhätschelt. Zusammen spielen wir: auf und ab, rechts und links, links und rechts, rauf und runter, zurück und vorwärts, vorwärts und wieder zurück und das Ganze noch einmal. Ich spüre jeden Muskel in mir, jede einzelne Faser, und sie alle sagen: Danke.

Langsam, genau wie meine Mama, verlassen mich die Ladys. Ich bin allein im Pool. Plötzlich erspähe ich eine komische Maschine mit An- und Ausschaltern. Die Maschine steht tief im Wasser und sieht einem Laufband furchtbar ähnlich. Ich besteige sie und schalte sie an. Ich drehe an einem Rädchen mit Zahlen und laufe prompt schneller und schneller. Ja, es ist ein Laufband. Aber was für eins! Wunderschön! Ich laufe und schwebe dabei im Wasser, und die Maschine läuft mit Volldampf. Doch halt, da ist ja noch ein weiterer An-Schalter, neben der Aufschrift »JetStream«. Ich drücke ihn, blaues Licht beleuchtet mich, und ein Wasserstrom drückt mich kräftig nach hinten. Was für ein Vergnügen! Ich trainiere, aber es fühlt sich nicht so an wie eine Trainingseinheit. Es fühlt sich an, als sei ich ein Baby mit einem Spielzeug. Dies ist, ohne jeden Zweifel, das beste Laufband des Planeten!

Wo ist Heather?

Heather raucht. Schon wieder.

Heather muss mich lieben. Sie gibt 7000 Dollar aus, um täglich an meiner Seite rauchen zu können. Das ist Liebe! Ich fühle mich wieder gut. Ich bin von Liebe umgeben. Und ich will singen.

Wo könnte ich hier bloß singen? Ich checke meinen Twaker. Oh, hier ist etwas, das sich Desert Drumming nennt. Ob ich da mal hingehen sollte? Ja, definitiv.

Als ich den Raum betrete, sehe ich viele große Bälle und »Trommeln« in fröhlichen Farben. Die Bälle sehen aus wie riesiges Babyspielzeug, sind es aber nicht. Noch ärgerlicher: Niemand singt.

Jeder hier hat drei der Riesenbälle vor sich und bekommt zwei Stöcke. Die Trainerin kreischt über die laute Hintergrundmusik hinweg Kommandos, die anzeigen, wie wir die Bälle wo treffen sollen. »Zwei oben, zwei ganz oben auf dem Ball, zwei unten. Zwei, zwei, zwei. Einen oben, einen unten. Drei, zwei, drei; zwei, drei, zwei. Linker Ball. Zwei, zwei, einen, einen. Drei, drei, drei, drei, drei.«

Meine Koordinationsfähigkeit muss bei null liegen oder zumindest ziemlich nah daran. Wenn die Trainerin sagt: »oben«, bin ich entweder unten oder links. Wenn sie »unten« sagt, treffe ich rechts. Und wenn sie »links« sagt, bin ich oben. Alle tun, was die Trainerin sagt, außer mir. Ich versuche es ja, aber es klappt einfach nie. Keine Koordinationsfähigkeit! Natürlich gibt es, wissenschaftlich gesehen, ganz klar die Möglichkeit, dass mein Rhythmus der richtige ist und der aller anderen falsch. Genauer gesagt, diese Erkenntnis muss ich der Welt offenbaren, scheint die Art, wie ich die Bälle treffe, exakt zum Rhythmus der lauten Musik zu passen.

»Haben Sie diese Übung erfunden?«, frage ich die Trainerin.

»Schön wär's«, sagt sie. »Dieses System ist als ›Drums Alive‹ bekannt. Lesen Sie doch etwas darüber, wenn Sie wieder zu Hause sind.«

Ich will überhaupt nicht nach Hause gehen. Mein Zuhause ist hier, bei dem asiatischen Besitzer, Heather der Raucherin und dem Rest der Reichen.

Als am nächsten Tag die Sonne aufgeht, absolviere ich die nächste Übung: die Fotografie-Wanderung. Jeder von uns bekommt eine Canon G11 und soll zugleich Sport treiben und Fotos schießen. Wir laufen und laufen und laufen und laufen. Der Pfad, auf dem wir laufen, enthüllt eine bezaubernde Umgebung, voll mit den Geheimnissen der Wüste. Ich fokussiere meine Kamera auf Objekte, die ich mit bloßem Auge nicht wahrnehme, und drücke den Auslöser. Laufen und klicken. Trainieren und festhalten. Ich habe noch nie so fotografiert. Ich verliebe mich in die Saguaro-Kakteen. Ich möchte werden wie sie, mich auf ihre Größe strecken und 200 Jahre alt werden.

»Wie könnte ich mich dehnen?«, frage ich. »Versuchen Sie Yoga«, wird mir gesagt. Gehorsam gehe ich zu einem Yogakurs.

Gebt mir eine Stunde, und ich meistere die Regeln.

Hier sind sie, in Kurzform:

Stehe auf deinem kleinen Zeh, während du auf deinen Rücken starrst.

Bringe dein Knie zu deiner Nase, während dein Rücken nach vorn zeigt.

Platziere deinen Ellbogen unter deinem Hintern, während du auf deinem Kopf stehst. Atme ein, atme aus.

Stehe auf deinem kleinen Finger und bewege deine Zähne rechts neben deine Augen.

Sitze auf deinem linken Ohr und bewege deinen Bauch unter deine rechte Wade.

Atme ein, atme aus.

Liege auf deiner Nase und bewege deine rechte Hüfte links neben deinen Bauchnabel.

Meditiere.

Bringe deine Fußsohlen auf Höhe deiner Ohren und bewege dein Kinn zu deinem Steißbein.

Atme ein, atme aus.

Verbeuge dich.

Flüstere siebenmal hintereinander »Frieden«.

Atme ein, atme aus.

Kaufe Mels Buch.

Atme ein.

Gib mir deine Kreditkartennummer.

Atme aus.

Atme aus.

Geh etwas essen.

Und genau das tue ich.

Ich gehe in den Speisesaal. Ich esse und esse und esse – und nehme nicht ein halbes Pfund zu. Ich habe keine Ahnung, wie das funktioniert. Es ist ein Mysterium, ein Canyon-Ranch-Wunder. Ich esse mehr, trinke mehr, esse noch mehr, trinke noch mehr und schaue mich um, um zu sehen, ob Mama irgendwo ist. Nein, ist sie nicht. Stattdessen betreten zwei ältere Herren den Speisesaal. Ich habe die G11-Kamera nicht bei mir, die mir hätte helfen können, herauszufinden, was hinter diesen beiden Personen steckt. Und doch schießt mir ein Bild ins Hirn: Dies sind zwei Juden, denen der ganze Laden gehört, zwei auserwählte Athleten. »Mel?«, sage ich zu einem von ihnen, obwohl er überhaupt nicht asiatisch aussieht. Der Mann sagt völlig überrumpelt: »Ja, ich bin Mel.«

Wir reden über dies und das, und bevor wir verstehen, was uns da gerade getroffen hat, verabreden wir, dass wir einander später treffen.

Bevor dieser Jude den anderen Juden trifft, muss er sein Wissen über einige jüdische Themen aufpolieren.

Wie? Frag den Twaker!

Yeah! Hier ist ein Kurs, der wie für mich gemacht ist: »Kosherer Sex«, von einem weiblichen Rabbi.

Ich eile hin.

Unterwegs zur Rabbinerin kreuzt ein Rudel Nabel-schweine meinen Weg, kleine, schweineartige Wesen. Es sind ungefähr zehn, und sie wuseln still und intensiv umher. Wie sind sie hereingekommen? Wie an der Security vorbei? Vielleicht sind es reiche Nabel-schweine. Vielleicht haben die Nabelschweine von dem Kosherer-Sex-Kurs gehört und sich entschlossen mitzumachen?

Ich folge den Nabelschweinen und sehe, etwa auf halbem Weg zum kosheren Sex, einen Ort namens Kultstätte.

Was für eine Art Kultstätte? Ich erwarte Bibeln in allen Sprachen, ausgelegt von meinem Papa. Auf der Schwelle bemerke ich ein Schild. »Willkommen, bitte ziehen Sie vor dem Eintreten Ihre Schuhe aus.«

Mit Schuhen trete ich ein. Der Raum ist fast leer. Nicht eine einzige Bibel, aber eine kleine Zwergen-göttin. Was für ein Gott? Ich bin nicht sicher, aber ich tippe mal auf Buddhas Frau oder seine Mätresse. Wer auch immer es ist, die Zwergengöttin sieht meine Schuhe und erklärt mir prompt den Heiligen Krieg. Sie weigert sich, auch nur ein einziges Wort mit mir zu wechseln. Sie steht einfach da, bewegungslos, wie eine taube Zwergenkriegerin.

Gruselig!

Ich muss sofort Mel treffen! Ich betrete das Ver-waltungsgebäude, aus dem seine Heiligkeit Mel über das Land herrscht, und lausche erwartungsvoll was auch immer sein Heiliger Geist mir zuteilwerden zu lassen wünscht.

Mahatma Mel, ein Mann biblischen Alters, spricht:

»Ich habe mich meines Jüdischseins geschämt. Ich wuchs in Hackensack, New Jersey, auf. Und ich erinnere mich daran, wie der Bund in den Straßen marschierte. Du weißt schon, der Bund. Die Nazis. Ich bin jetzt 84 Jahre alt. Ich gebe viel Geld für jüdische Zwecke, aber ich weiß nicht, ob ich es aus Scham tue oder aus Stolz. An meinem 17. Geburtstag hatte Deutschland gerade erst kapituliert. Werden Sie das veröffentlichen?«

Mel ist kein Gott, wie erfrischend. Ein verängstigter Jude, der aus dem Nichts ein völlig neues Fitnesskonzept kreierte. Ein Kind namens Mel, dessen ursprüngliche Vorstellung von Sport es war, voller Angst vor seinen deutsch-amerikanischen Nachbarn davonzulaufen. Ein kleiner Jude, der Angst hatte, von Erwachsenen in Stiefeln überrannt zu werden. Ein schwacher Jude aus New Jersey, der ein Königreich der Fitness im Herzen der Wüste schuf.

Wir reden ein wenig.

Ich bin gerade aus Ihrer Kultstätte zurückgekommen, einer Kultstätte, gebaut von einem kleinen verängstigten Juden. Warum haben Sie Buddha dorthin gestellt? Sind Sie Buddhist?

»Ich habe die Buddha-Statue nicht dort aufgestellt.«

Wer denn?

»Wir haben einen Direktor für Spiritualität angestellt, ich glaube, er war Jude. Er hat sie aufgestellt.«

Ist Sport und Spiritualität ein- und dasselbe oder etwas Verschiedenes?

»Dasselbe, und zugleich auch verschieden.«

Müssen Sie antworten wie ein Jude?

»Sportlicher Wettkampf ist nicht spirituell, aber was Sport in unserem Körper bewirkt und das Gefühl, das er uns vermittelt, ist es. Es gibt einem sehr viel Kraft.«

Die Leute zahlen tonnenweise Geld, um hierhinzukommen. Was ist das Geheimnis der Canyon Ranch?

»Das versuche ich herauszufinden.«

Mel ist stolz auf seine Schöpfung, was auch immer sie ist.

»Die Familie der Gründer von Mercedes kommen hierher«, sagt er. »Ich habe keine negativen Gefühle gegenüber Deutschen, ich hoffe es sind gute Leute, aber ich selbst reise nicht nach Deutschland.«

Warum nicht?

»Weil ich nicht herausfinden will, ob ich vielleicht doch falsch liege mit meiner Meinung über sie.«

Der 84-jährige Jude, der im Alter von 50 Jahren Fitness für sich entdeckte, hat noch immer Angst vor Deutschen.

Er hat mein Buch in der Hand. »Ich habe angefangen, es zu lesen«, sagt er. »Es ist faszinierend.«

Ich verlasse Papa Mel und spaziere durch Canyon Ranch.

»Frag ein Medium«, wird angeboten. Ich trete ein.

Ein 90-jähriges Pärchen kommt ebenfalls herein. Eigentlich wollen sie allerdings woanders hin. Die Dame deutet auf eine Broschüre und fragt: »Wo ist der Kurs ›Weibliche Sexualität und Sinnlichkeit‹?«

Gott segne sie. Dieser Kurs in diesem Alter!

»Menschen werden von einem elektromagnetischen Feld umflossen, das Medien kurz EMF nennen«, sagt der Medien-Ausbilder.

Draußen läuft Heather vorbei, also gehe ich auch raus. »Ich habe mit dem Rauchen aufgehört!«, erzählt sie mir. »Ich habe kein Verlangen mehr nach Zigaretten.«

Wie ist das passiert?

»Hypnose. Als ich aufwachte, war ein Abendessen das Einzige, was ich wollte. Und seitdem habe ich nicht eine Zigarette geraucht.«

Ich laufe weiter und stoße zu einer Pilates-Übung.

»Im Pilates dreht sich alles um Symmetrie«, lässt mich der Übungsleiter wissen, als ich eintrete. »Joe Pilates war ein deutscher Kriegsgefangener, ›Pilates‹ hat er in Haft erfunden.«

Ich bin kein Pilates-Trainer, aber ich kann es wie folgt für Sie zusammenfassen: Pilates ist Yoga ziemlich ähnlich, es gibt nur einige Änderungen.

Liege auf deiner Wirbelsäule, strecke Hände und Füße bis zur Decke und flieg.

Liege auf deinem Bauchnabel, mit den Händen und Füßen im Himmel, und schwimm.

Liege auf den Spitzen deiner Finger- und Zehenspitzen, den Hintern im Himmel, und bewege dich nicht, bis der Messias erscheint.

Das ist Pilates.

Sollte ich auch ein neues Trainingssystem entwickeln? Warum nicht? Was ein deutscher Kriegsgefangener kann, kann ich auch.

Innerhalb von fünf Minuten entwickele ich ein neues System. Der einzige Unterschied zwischen Pilates und mir ist dieser: Meine Methode setzt Wohlstand voraus. Warum? In meiner neuen Sporttheorie muss man ein Unterwasser-Laufband besitzen. Sobald das erledigt ist, kann es losgehen: Schalte die Maschine ein, Jet Stream auf volle Kraft, laufe rückwärts und sing. Lauf schneller, lauf auf deinen Ohren und sing. Lauf noch schneller, regele den Jet Stream herunter, bringe deinen Kopf auf Hüfthöhe, lauf auf deinem Schädel und sing. Trockne dich ab. Das ist Tenenbom. Schlicht und einfach, mit viel Vergnügen. Die Sonne geht unter, der Mond geht auf, und ich schlafe ein.

Und in der Hitze des folgenden Tages entschließe ich mich, Hellseher zu werden. Ich lenke meine Füße in einen Kurs für Hellseherei.

Heather läuft vorbei, noch immer Nichtraucherin. Halleluja! Eine schwächliche, zierliche Frau, die aussieht wie eine kleine Puppe, sitzt mir gegenüber. Uns wird aufgetragen, die Gedanken des anderen zu lesen. Ich schaue in das Gesicht der Puppe und schließe meine Augen. In derselben Sekunde »sehe« ich, wie sich ihr Gesicht in einen brüllenden Löwen verwandelt. Ich öffne meine Augen, schließe sie erneut und sehe sie im Vorgarten eines prächtigen Hauses im ländlichen Amerika stehen, umgeben von hektarweise Land. Die Puppe ist schockiert.

»Warum ein Löwe?«, fragt sie. Nun, sage ich ihr, ich halte Ihr schwächliches Erscheinungsbild für eine Fassade. Sie sind eine starke, toughe Lady, die sich hinter einem Puppengesicht versteckt.

»Sie decken meine Maskierung auf«, vertraut sie mir an.

Wie sich herausstellt, ist diese Puppe alles andere

als das. Überwältigt von meinen Bildern des Löwen und des Hauses auf dem riesigen Grundstück im ländlichen Amerika (»Ja, so sieht mein Haus aus, und auch das Grundstück, das Sie beschreiben, ist meins«), vertraut sie mir an, wer sie wirklich ist. Sie war eine stellvertretende Assistentin des Verteidigungsministers in der Reagan-Regierung, ihr Rang entsprach dem eines Drei-Sterne-Generals, und Norman Schwarzkopf, Truppenkommandeur im Golfkrieg, empfing Befehle von ihr.

Außerdem ist sie Professorin für Psychologie, unter anderem.

Ich bin ein Hellseher, Gott sei Dank, dass ich das herausgefunden habe! Und ich bin auf dem Weg, eine neue Fitness-Theorie zu entwickeln, meine eigene Ranch zu eröffnen und 2000 Dollar pro Tag zu verlangen!

Glücklich wie ein Kind gehe ich zu einem Medium, einer Frau, die Tarot-Karten legt, als Nachweis über meine luxuriöse Zukunft gegenüber angehenden Investoren.

Sie prophezeit mir: »Du bist ein Ermittler, jemand, der die wirkliche Wahrheit aufdeckt, wo jeder andere gescheitert ist. Du gehst an Orte des Konflikts, des Hasses und beschützt die Vergessenen, Verfolgten und Armen. Du bist undercover unterwegs wie ein Zigeuner, aber du bist kein Zigeuner. Du kämpfst für den Underdog. Du bist durchtrieben wie ein Spion, aber für einen guten Zweck. Es ist die Mission deines Lebens, die Wahrheit zu finden. Du erreichst dein Ziel, indem du Menschen manipulierst, obwohl du keine manipulative Person bist. Du gehst an Orte, die gefährlich für dich sind. Wenn du gefasst wirst, kann dein Leben in Gefahr sein, aber du wirst nicht gefasst werden. Du weißt, wie man sich bewegt, wie man dem Radar entkommt. Darf ich nach Ihrem Beruf fragen?« Nur ein Stapel Karten, und ich verliere den größten Traum, den ich jemals hatte – in Papas Fußstapfen zu treten.

Heather ist abreisefertig und noch immer Nichtraucherin. »Ich maile dir, wenn ich wieder zu Hause bin, und lasse dich wissen, wie mein Nichtraucher-Erlebnis läuft.«

Ich gehe schlafen. Wunderschöne Nichtraucherinnen lächeln mir von Kakteenspitzen aus zu. Eine Mail von Heather weckt mich: »Ich habe eine ungeöffnete Packung in einer Schublade gefunden, als ich nach meinen Visitenkarten griff. Ich habe sofort nachgegeben.«

Heather raucht also wieder, aber ich bin sicher, dass sie Canyon Ranch vermisst und schon bald wiederkommt. Mama Susan wird wieder da sein und sie in ihre Krippe legen, und auch die Unterwasser-Laufbänder werden warten. Es kostet ja nur 1000 Dollar pro Tag, keine große Sache.

Wer Fußball spielt, kommt nicht ins Paradies

»Ich habe einmal ein Fußballspiel gesehen und es nicht verstanden. Man rennt hinter einem Ball her, will ihn wirklich kriegen, man kämpft um den Ball, man riskiert Verletzungen auf der Jagd, und dann hat man ihn – und was tut man? Behält man den Ball? Nein. Man schießt ihn wieder weg. Ich verstehe das nicht: Warum hinterherrennen, wenn man den Ball nicht will? Oder wenn man ihn will, warum ihn dann wegschießen? Fußball ist eindeutig ein gewaltsames Spiel, und wer es spielt, kommt nicht ins Paradies.«

Das waren die Worte meines Rabbis, als ich ein kleiner Junge war, vor vielen Jahren. Ich glaubte ihm. Ich wollte ins Paradies und spielte deshalb nicht Fußball. Nie.

In einer Methodistenkirche in Anguilla muss ich an meinen Rabbi denken. Nein, ich bin nicht zum Christentum konvertiert. Weit gefehlt. Aber ich bin in Anguilla, einem karibischen Juwel mitten im Meer, und nachdem ich eine Weile von einem exzellenten Restaurant ins nächste unglaublich gute Restaurant gehüpft bin, brauche ich eine Pause.

Gleich links neben der Kirche gibt es einen Friedhof. Und direkt dahinter hat man einen erstaunlichen Ausblick ins Grüne und auf einen Strand mit Wasser in großartigstem Türkis. Ich sitze am Fenster, genieße den Ausblick auf die Landschaft und höre dem Pastor zu, der gegen Gewalt predigt. Welche Gewalt?, frage ich mich. Spielt hier jemand Fußball?

Auch wenn es nur einen kurzen Flug von New York entfernt ist, liegt Anguilla auf einem völlig anderen Planeten.

Hier, zwischen den Villen der mächtigsten Menschen der Welt, laufen Hühner, Schafe und Ziegen so entspannt herum, als wären diese Villen ihr natürlicher Lebensraum. Das ist nicht die einzige Besonderheit von Anguilla. Anguilla, britisches Hoheitsgebiet, hat kein einziges Theater, ist aber Heimat zweier Regierungsstellen, die ständig aneinandergeraten. Auf der einen Seite ist da der britische Gouverneur, der ehrwürdige Alistair Harrison, der feinstes Diplomaten-Englisch spricht. Auf der anderen Seite haben wir einen Anguillaner: den ehrwürdigen Ministerpräsidenten Hubert Hughes, einen Mann, der keine Presseerklärung in fehlerfreiem Englisch formulieren kann. Ich sitze zwischen den beiden neben dem Friedhof und frage mich, ob ich ins Paradies komme.

Der Pastor predigt und wettert gegen die Gewalt der verschiedenen örtlichen Gangs. Seine Gemeinde scheint ihm zuzustimmen. »*Yo man*«, nicken sie, was ich als »Ja« interpretiere.

Gangs? Wie kann es in einem 15 000-Seelen-Land Gangs geben? Sehr wahrscheinlich sind hier alle miteinander verheiratet – gegen wen kämpfen sie dann? »Im Westen von Anguilla sind die Blauen, im Osten die Roten. Wenn ich als Süd-Westlerin in einem roten Hemd in den Osten gehe, werde ich erschossen«, erklärt mir eine Frau. »Erst Samstagnacht wurde ein junger Mann erschossen. Tot, ohne Grund.«

Weil mir ein Streben nach spiritueller Verwirklichung anerzogen ist, entscheide ich spontan, den Menschen von Anguilla bei der Ausrottung ihrer Gewaltprobleme zu helfen. Der 1. Schritt: Fußball ausrotten.

Ich treffe Haydn Hughes, den Juniorminister für Tourismus und Enkelsohn von Ministerpräsident Hubert Hughes. Ich nehme an, dass es Haydns Aufgabe ist, die Touristen zufriedenzustellen, also wird er der richtige Ansprechpartner für mich sein. Wir treffen uns in einem feinen Restaurant, ich esse Tigerkrebse, während Euer Ehren zu mir spricht: »Die britische Regierung hat mehr Macht als Putin in Russland. Damit können Sie mich zitieren.«

Er hätte gern ein Referendum, um zu entscheiden, ob das Volk unter britischer Herrschaft bleiben oder unabhängig werden will. Die Briten allerdings, so sagt er, erlauben so ein Referendum nicht. Ich lasse ihn ausreden und frage dann: »Herr Minister, kennen Sie jemanden im Ort, der mir Fußball beibringen kann?« Ja, sage ich zu mir selbst, ich kann den Frieden in Anguilla wiederherstellen. Ich bitte die Leute, mir Fußball beizubringen – und zeige ihnen damit gleichzeitig, wie bescheuert Fußball ist.

Haydn, ganz Mann der Tat, bringt mich sofort ins Valley, die härteste Gegend von Anguilla, die unter der Herrschaft der Gangs stehen soll. Er entdeckt ein paar wunderschöne Frauen und befiehlt ihnen, mir Fußball beizubringen.

Ein paar anguillanische Damen sollen mir das Machospiel Fußball beibringen?

Die attraktive Sonia Webster ist meine erste Lehrerin.

»Zuerst Aufwärmen«, erklärt sie mir.

Was?

»Komm mit.«

Sie rennt los, ich hinterher.

Jeder andere kommt nach Anguilla, um sich auszuruhen. Ich renne.

Es ist heiß, es ist feucht, überall lauern Gangs, ich kann kaum atmen, und kein Rabbi oder Pastor wird mich retten. Ich werde im Mittelkreis eines Fußballfeldes sterben. Welch Strafe!

»Du schaffst es«, ermutigt mich Sonia. Wir sind im Stadion des anguillanischen Fußballverbandes (AFA), und eine umwerfende Anguillanerin namens Karisa schließt sich uns an. Sie ist Fußballtrainerin und wird mir zeigen, wie man mit dem Ball umgeht. Und für jeden Trick, den sie mir beibringt, hat sie einen Namen: »Seitfußpass«; »Ein-Stopp-eine-Berührung«. Und so weiter.

Ich kicke den Ball, ich jage den Ball, kicke wieder, passe zu Karisa, die passt zu Sonia, Sonia passt zu mir, und ich kicke weiter, so fest ich kann. Ein wundersames Wunder: Weder Karisa noch Sonia richten eine Waffe auf mich. Der Pastor wäre überrascht.

Und Sharice, eine Dame aus dem Ort, die uns von ihrem Auto aus zusieht, kann gar nicht mehr aufhören zu lachen. Dem Rabbi würde es ebenso gehen. Die jungen Damen, die eigentlich idiotische Gang-Mitglieder sein sollen, wollen mich nicht aufgeben. Karisa bringt mir Kopfbälle bei – ich soll den Ball mit dem Kopf »kicken«. Ich kicke. Fest. Ich wusste gar nicht, dass der Kopf auch für solche Zwecke benutzt werden kann. Dann, zu unser aller Überraschung: Tor!

Sharice reißt verblüfft die Augen auf, ihr Lachen verstummt. Seltsamerweise fange ich an, den Ball zu mögen. Der Ball und ich entwickeln etwas, das Kommunikation sein könnte. Ich höre, wie der Ball zu mir spricht: Wenn du mich richtig kickst, gehe ich dorthin, wo du willst.

»Du warst fantastisch«, sagt Karisa, als wir fertig sind. »Du hast gut gepasst. Deine Kopfbälle waren fantastisch, besser als die von den Spielern aus meiner Mannschaft. Im Ernst. Aber du musst noch eine Menge lernen.«

Als ich am nächsten Morgen aufwache, folgt gleich die nächste Lehrstunde: Ich kann mich nicht bewegen! Jeder Knochen vom Bauch abwärts schmerzt. Aber für Beschwerden ist keine Zeit. Pünktlich um sieben holt mich der Fußballtrainer Samaro zum Morgentraining ab.

»Meine Lieblingsmannschaft ist Deutschland«, erklärt er mir. »Sie haben gute Beine. Aber bei den Weltmeisterschaften haben sie mich enttäuscht. Anguilla ist gerade erst der Fifa beigetreten, aber es ist kompliziert, weil wir nicht dafür bezahlt werden, Fußball zu spielen. Wir sind, glaube ich, seit drei Jahren dabei. Wenn man eintritt, wird man klassifiziert. Wir sind Nummer 199 oder 200. Ganz unten auf der Liste, Vorletzter oder so. In zehn Jahren werden wir aber ein sehr gutes Team haben – ich trainiere die Kinder.«

Die Kinder sind seine Schüler, junge Fußballer.

»Ich sage den Kindern immer, dass der Ball wie ihre Freundin sein muss. Umarmt ihn, liebt ihn, pflegt ihn!« Samaro sagt seinem Freund Rolando, er solle rüberkommen und mitspielen. Heute gelernt: wie man den Ball mit der Fußspitze schlenzt.

Interessanterweise verschwinden sämtliche Schmerzen in der Sekunde, in der ich den Ball schlenze und kicke. Ein Wunder! Und ich mache noch ein Tor.

»Deine Elfmeter waren wirklich gut«, fasst Samaro unser Spiel zusammen. »Und dein Tor hat mich wirklich überrascht. Das hatte ich nicht erwartet, ich habe dich falsch eingeschätzt.«

Ich bin den Menschen von Anguilla so dankbar, dass ich den britischen Gouverneur treffe, um mich für ihre Unabhängigkeit einzusetzen. Vielleicht, sage ich mir, kann ich ihn zu einem Referendum überreden.

»Wir verhindern kein Referendum. Das ist Unfug.«

Offensichtlich erwartet man von Ihnen, dass Sie das Referendum abhalten – wäre das möglich?

Der Gouverneur gibt mir in seinem feinsten britischen Diplomaten-Englisch eine Antwort, die nur schwer aufzuschreiben ist. Obwohl ich zugeben muss, dass es faszinierend ist, ihm zuzuhören. Seine langen Schachtelsätze, reich an Beschreibungen britischer Geschichte, sind brillant und wunderbar, aber ich verstehe sie einfach nicht. Das sage ich auch Euer Ehren, aber er lächelt nur und macht meine deutsche Erziehung für mein Nicht-Verstehen seiner Argumente verantwortlich.

Ich verlasse die britische Regierungsfestung und gehe zu einer Party, auf der weiß gekleidete Frauen in einem Haus am Strand feiern. Ich lausche den Wellen, und mir kommt ein Gedanke: Fußball ist kein gewalttätiges Spiel, sondern ein Spiel, bei dem sich zwei völlig fremde Menschen fühlen, als gehörten sie zum selben Stamm. Karissa ist meine Schwester, Samaro mein Bruder. Ganz egal, was Politiker und Prediger sagen.

Am nächsten Morgen miete ich mir ein kleines Badehaus im Viceroy Resort und lasse mich stundenlang mit den weltbesten Wellnessprogrammen hegen und pflegen. Ich fühle mich beschwingt, irgendwie umarmt von den spirituellen Begegnungen, die ich in diesem Land gemacht habe. Die Prediger der Welt glauben, dass unsere Körper existieren, um unserem Geist zu dienen, aber ich weiß es besser: Der Geist existiert, um dem Körper zu dienen.

Das ist Anguilla, ein Traum, umflossen von türkisen Wassern, eine Fantasie auf weißem Sand, ein Bild unter flammendem Himmel, ein Ort für Ziegen, Schafe und mich. Das Paradies.

Glauben Sie, ich heiße Messi?

Während ihr Europäer auf der anderen Seite des Atlantiks angesichts der Fußball-EM durchgedreht seid und einen Großteil eurer Gedanken auf Fernseher und riesige Leinwände bei Public Viewings verwendet habt, muss sich Amerika mit einer viel zahmeren Show begnügen: Obama gegen Romney.

Haben Sie Mitleid mit uns?

Bitte nicht!

Warum? Lassen Sie mich eine kleine Geschichte erzählen, die mir vor ein paar Wochen passiert ist. Ich hatte sie nur für mich aufgeschrieben, aber jetzt will ich sie mit Ihnen teilen: Wenn man heutzutage die Grenze von New York nach New Jersey überquert, kann man einige der weltbesten Fußballer in Fleisch und Blut erleben: Brasilien gegen Argentinien. Sie spielen nicht um die Weltmeisterschaft oder einen anderen schicken Titel. Hier geht es, erklärt man mir immer wieder, um ein »Freundschaftsspiel«. In aller Bescheidenheit hat man es als »Kampf der Titanen« angekündigt.

Das Spiel findet im riesigen MetLife Stadium statt, und ich will dabei sein. Ich war noch nie in einem Fußballstadion, und jetzt ist die Zeit reif.

»Keine Chance!«, sagen mir die Leute. »Komplett ausverkauft.«

Aber ich glaube nicht an die beiden Worte »komplett ausverkauft«. Ich weiß: Die Zeit ist das beste Heilmittel für alle Kartenlosen, denn Fortuna wartet nur auf diese verlorenen Seelen. Wird meine Zeit reichen?

Als ich vor den Stadiontoren ankomme, hat das Spiel bereits begonnen. »Da drinnen sind 81 994 Zuschauer«, sagt mir jemand. Meine schwierige Aufgabe ist es, diese Zahl auf 81 995 zu erhöhen. Ich bete zu Jesus, Mohammed, Moses und Nietzsche, und noch ehe ich mit der Beterei fertig bin, kreuzt eine mir völlig unbekannte Dame auf und gibt mir eine Karte. Sie hätte noch eine übrig, sagt sie, ich könne sie haben. Ich komme rein.

»Messi!«, schreien die Massen. Wer ist Messi? Glauben sie, ich heiße Messi?

Sehr wahrscheinlich. Der bloßen Begeisterung um mich herum nach zu urteilen ist jetzt nicht der passende Augenblick, um diesen Fehler zu berichtigen. Und weil sie weiter nach »Messi« schreien, schreie ich zurück: Hier!

Ein solch herzliches Willkommen ist wirklich schön.

Das Spiel ist tatsächlich ebenfalls schön. Genau genommen ist es sogar überwältigend.

Ich kenne Fußballspiele aus dem Fernsehen, aber live ist es eine völlig andere Geschichte. Ich kann den Schweiß der Spieler förmlich riechen, ihren Herzschlag hören und ihren Stolz und ihre Angst empfinden. Seltsamerweise fühle ich mich in eine andere Zeit versetzt. In die ferne, ach so ferne Zukunft, lange nachdem bestimmte Zuckerbergs und Gates' von uns gegangen sind.

Es gab mal eine Zeit, etwa um das Jahr Facebook herum, als jede lebende Seele Tausende von virtuellen Freunden hatte, aber fast keine realen aus Fleisch und Blut. Ich frage mich, was sie empfinden würden, wenn sie hier wären und mit Zehntausenden echter Menschen ein Livespiel sehen würden. Es ist eine wundervolle Erfahrung, glauben Sie mir. Das ist kein Fernsehen. Nicht ein einziger der Menschen hier ist virtuell. Nichts ist aufgezeichnet, und jede Sekunde birgt möglicherweise die größte Überraschung.

Es ist menschlich, im Guten wie im Schlechten.

Messi – der, wie ich schnellstens feststelle, nicht ich ist – ist kein Bild auf einem Schirm, sondern ein atmendes menschliches Wesen wie jeder der nun 81 995 Zuschauer auch. Und Spieler und Publikum bilden eine Einheit, die kein HDTV, HDDD oder ADDH oder sonst eine Buchstabenkombination, mit der uns Fernseh-Hersteller und Psychologen bombardieren, jemals reproduzieren könnte. Das hier ist keine Liveshow auf kalten Maschinen, es sind keine Bilder auf Flatscreens, sondern menschliche Wesen – umgeben von einer niemals flachen Aura. Anstelle von Pixeln wird mir eine Geschichte von Mensch und Ball vor die Nase projiziert.

Live im Stadion gefällt mir Fußball viel besser als im Fernsehen. Langsam, aber sicher begreife ich, dass es beim Fußball nicht darum geht, sich den Bauch mit Bier vollzupumpen und den Namen deines Teams zu schreien. Nichts da. Man muss seine Knochen bewegen, nicht nur die Zunge. Du trittst den Ball, Mann, nicht die Bierflasche. Du musst spielen, Baby, nicht nur drüber lesen. Man schwört nicht nur die Treue zu einer Mannschaft, sondern schließt sich ihr wirklich an.

Sie werden es vermutet haben: Der letzte Teil ist leichter gesagt als getan. Ich für meinen Teil habe beispielsweise in meinem gesamten Leben eine einzige Stunde Fußball gespielt. Gibt es auf diesem Planeten eine Mannschaft, die mich aufnehmen wird?

Vielleicht sollte ich mein eigenes Team erschaffen. Obama und Romney, die mir ständig E-Mails schreiben, dass sie nur aus Liebe zu mir für die Präsidentschaft kandidieren, wären Kandidaten für meine Mannschaft. Aber ich habe Probleme, sie aus meinem E-Mail-Eingangsordner herauszulocken. Ich weiß einfach nicht, wie. Wahrscheinlich sollte ich Leute finden, die nicht bei Google und Yahoo wohnen.

Gibt es solche Leute? Und wenn ja: Wo? Ich fahre so lange herum, bis ich welche finde. Sie sind Latinos, und spielen ständig Fußball. Sie sind zwar keine Titanen, aber sie lieben ihren Ball und haben nichts dagegen, einen Novizen wie mich mitspielen zu lassen. Also spiele ich. Ort: Hudson River, New Jersey.

Vor der wunderschönen Skyline New Yorks spiele ich mit Leuten, die – soweit ich sehen kann – illegal in diesem Land leben. Juan aus Honduras erklärt mir: »Jeder Sport ist gut, aber Fußball ist der beste. Nicht, weil ich Fußball spiele, sondern, weil es meiner Meinung nach einfach der beste Sport ist.«

Warum?

»Fußball spielt man mit allen Körperteilen. Du brauchst deine Beine, deine Hände, deinen Kopf, deinen Torso. Das gibt es nur beim Fußball.«

Bist du amerikanischer Staatsbürger?

»Meine Schwester hat einen weißen Typen geheiratet und ist Amerikanerin.«

Wir spielen und spielen. Und als die Sonne über dem Hudson untergeht, bete ich, dass kein Politiker diese Spieler abschiebt. Sie gehören zu meiner Mannschaft.

Wird mein Gebet erhört? Wird Fortuna auch für sie die Eintrittskarte parat haben?

Die fettesten Menschen von L.A.

Kennen Sie die TV-Show *The Biggest Loser*? Die Sendung, in der Übergewichtige durch die Hölle gehen, um Gewicht zu verlieren? Nun: Ich bin gerade im Biggest Loser Resort in Los Angeles. Das hier ist kein Fernsehen, es ist Realität.

Ich bekomme ein fünfseitiges Dokument und den Befehl: »Hier unterschreiben!« Ich lese eine Zehntelseite und kriege Kopfschmerzen. Ich unterschreibe.

Der nächste Befehl: »Treppe hoch!« Ich gehe nach oben. »Auf die Waage!« Ich stelle mich auf die Waage. »Sie wiegen 126,77 Kilogramm.« Wenn man bedenkt, wie viele Billionen Kilo unser Planet wiegt, ist das fast nichts.

»Abendessen gibt's unten«, sagt man mir. Ich gehe nach unten und lese noch ein paar Zeilen des Dokuments. Ich stelle fest, dass ich gerade zugesichert habe, keinesfalls zu klagen – auch wenn das Ergebnis meines Aufenthalts hier möglicherweise »Arbeitsunfähigkeit, Tod und/oder Beschädigung oder Verlust von Eigentum« sein wird. Mir gefällt die Reihenfolge: Eigentumsverlust ist offensichtlich schlimmer als der Tod.

Tod!

Ich sehe mich um. Dieses sogenannte Resort sieht anders aus als alle Resorts, die ich jemals gesehen habe. Im Grunde sieht es aus wie eine Kaserne, eine Art Armeestützpunkt.

Tod? Wollen sie mich nach Gaza verfrachten?

Ehe ich mir auch nur den kleinsten Bissen in den Mund stecken kann, sagt man mir, dass ich zur orangenen Gruppe gehöre. Nicht gelb, nicht blau, nicht rot. Ich gehöre jetzt zum orangenen Stamm.

Ich setze mich und will essen. Hanan, die aus Saudi-Arabien kommt und Hidschab trägt, sitzt neben mir in der Mensa. Ich versuche, eine Unterhaltung anzufangen: Wann schwappt der arabische Frühling nach Saudi-Arabien? »Das hängt alles von Israel ab. Wann und wo entscheidet Israel.«

Mich überkommt ein riesiges Verlangen nach Kaffee – zur Beruhigung. »Wir schenken nichts Koffeinhaltiges aus«, sagt mir eine Dame in der Küche. Das kommt mir seltsam vor, denn ich habe immer gedacht, dass Koffein beim Abnehmen hilft.

»Willkommen bei The Biggest Loser«, unterbricht eine Lautsprecherstimme meine Gedanken. »Sie werden acht Stunden am Tag trainieren und nur 1500 Kalorien täglich zu sich nehmen.«

Das hier ist nicht das Biggest Loser Resort, stelle ich fest – das hier ist ein Albtraum.

Mir gegenüber sitzen der 170-Kilo-Mann Jim und der viel dünnere Sergio: Er wiegt nur 163 Kilo. Keren daneben sieht eher nach 180 Kilo aus.

Nicht alle sind fett. Lavinia aus Hamburg zum Beispiel: Sie sei hier, sagt sie, um ihr Durchhaltevermögen zu stärken. Hanan, die auch nicht richtig fett ist, obwohl sie selbst sich dafür hält, ist sich plötzlich nicht mehr sicher, ob sie mit mir sprechen sollte, weil »alle Journalisten Juden sind«.

Ich gehe auf mein Zimmer und koche mir einen ordentlichen türkischen Kaffee. Richtig, ich habe türkischen Kaffee ins Resort geschmuggelt. Ich trinke fünf Tassen und schlafe wie ein Baby.

Um 8:00 Uhr morgens breche ich zu meiner ersten Wanderung auf. Wir sind – ganz offensichtlich – die fettesten Menschen in ganz Los Angeles. Ein gut gekleideter Mann, der wie ein französischer Intellektueller aussieht, spricht mich an. Er zeigt auf einen Gipfel auf der anderen Seite des Valleys: »Wenn Sie dort hochklettern, wartet eine Belohnung auf Sie«, sagt er. Warum? Was ist dort oben? »McDonald's«, sagt er und lacht ein teuflisches Lachen.

Drei Stunden vergehen, dann kehren wir zurück in die Kaserne. Nein, nicht um zu essen oder zu ruhen – weit gefehlt! – es ist Zeit für Wassergymnastik!

Als es endlich Mittagessen gibt, bekommen wir kleine Portionen und viel zu wenig Zeit, um sie zu genießen. Wir müssen zügig zum Zirkeltraining. Wir trainieren im ständigen Wechsel an fast allen Maschinen, die es im Kraftraum gibt. Und damit nicht genug: Bei *The Biggest Loser* gibt es auch einen Ausdauerwettbewerb. Seltsamerweise gewinne ich fast. Ich werde Zweiter.

Zur Belohnung brauche ich eine Cola Light – aber der nächste Laden ist wahrscheinlich 100 Meilen entfernt. Das ist L.A., nicht New York. Jude, eine weitere

Saudi, erklärt sich bereit, mich in ihrem teuren Auto zum Supermarkt mitzunehmen.

»In meiner Familie«, erklärt sie mir auf der Fahrt, »gibt es keine Polygamie.« Gar keine? »Mein Vater hat zwei Frauen, aber nur, weil sie schwanger waren.«

Ich trinke meine Cola Light, gehe schlafen und wache auf: der nächste 8-Stunden-Sport-Tag. Man darf kein Training verpassen, die Anwesenheit wird scharf kontrolliert. »Wenn ihr keine Schmerzen habt, macht ihr etwas falsch!«, brüllt ein Trainer. Er hat leicht reden – wir haben sämtliche Rechtsansprüche abgetreten, sogar wenn wir hierbei draufgehen.

Eines neues Schild hängt plötzlich an der Tür des Kraftraums: »Wassermelonenrennen – Teilnahme ist Pflicht!« Ein weiterer Wettbewerb. Man muss für sein Team so schnell wie möglich rennen – mit Wassermelonen in den Händen. Alle schwitzen fürchterlich, und ehe man »Jackie Robinson« sagen kann, ist der Laden ein Schlachtfeld. Im Vergleich mit Orange-gegen-Gelb ist der arabisch-israelische Krieg reinster Kinderkram. Sogar Hanan ist wieder nett zu mir – schließlich sind wir beide orange!

Aber nicht alle sind dabei. Laura beispielsweise sieht nur zu. Sie ist während einer Wanderung gestürzt und ins Krankenhaus gebracht worden. Jetzt geht sie auf Krücken und kann sich kaum bewegen.

Aber ich bewege mich. Ich trainiere ununterbrochen und werde seltsamerweise süchtig danach. Ich tue nichts außer Walken und Trainieren, esse kleine Portionen und trinke literweise Kaffee. Eine Dame aus Saudi-Arabien, die schon mehrmals hier war und offensichtlich alles weiß, erklärt mir, warum

Koffein verboten ist. »Die Besitzer sind Mormonen«, sagt sie.

Ich danke dem Himmel für die Saudis, denn sie sorgen oft für Momente befreiender Komik. Abends sehe ich manchmal, wie sie mit ihrem Mercedes davonfahren. Sie sagen, sie gingen »ins Kino« – ein Codewort für erstklassige Restaurants –, was die Amerikaner hier nie tun würden. Ehrlich gesagt, bin ich überrascht, wie diszipliniert die Amerikaner sind.

Am Ende der Woche wiegen wir uns. Die drei Saudis in der Schlange vor mir haben null bis zwei Pfund abgenommen. Alles Schuld der Israelis, nehme ich an.

Ich habe elf Pfund verloren. I am The Biggest Loser.

Sex ist gut, Cola Light nicht

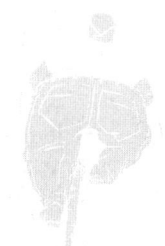

Es mehren sich die Gerüchte, dass Sie in diesem Sommer große Mengen Eis und Hotdogs konsumiert, dadurch etliche Pfunde zugelegt haben und jetzt um Hilfe rufen. Der Autor dieser Zeilen hat immer ein Ohr für Ihre geheimsten Wünsche und möchte Ihnen helfen – und zwar mit ein paar Weisheiten, auf die er in den vergangenen Monaten gestoßen ist. Hier kommt eine kurze Liste:

- Wer auch immer Ihnen gesagt hat, dass drei Bier pro Tag nicht dick machen, ist ein Lügner.
- Sex ist gut, und man kann dabei ordentlich Kalorien verbrennen, aber wenn man gerne sechs Bier zum Sex trinkt, darf man sich nicht fragen, warum der eigene Körper plötzlich aussieht wie ein Fass.
- Wenn der Job verlangt, dass Sie vierundzwanzig Stunden pro Tag am Schreibtisch sitzen, gewöhnen Sie sich Folgendes an: Stehen Sie alle halbe Stunde auf, und bleiben Sie fünf Minuten stehen, während Sie weiter tun, was Sie tun müssen. Das mag bescheuert klingen, aber es wird der beste Rat sein, den Sie jemals bekommen haben. Probieren Sie es!

- Es gibt Leute, die zu ihrer Pizza mit extra Käse Cola Light bestellen und dann glauben, dass sie aufgrund der Cola Light nicht zunehmen würden. Halten Sie sich von solchen Leuten fern!

- Sparen Sie sich die Zeit und das Geld für Ärzte, Ernährungsberater und alle anderen professionellen Geldhaie. Man braucht keinen Doktortitel in Mathematik, um das Prinzip zu verstehen: Wer für fünf Leute isst, wiegt irgendwann auch so viel wie fünf Leute.

- Ernähren Sie sich »biologisch«, wenn möglich. Ich mische meine Cola Light immer halb-halb mit Bio-Orangensaft. Probieren Sie es!

- Ganz egal, wie wenig man isst oder wie viel Sport man treibt – wer ständig gestresst ist, wird gemeinsam mit den Fettleibigen sterben. Der einzige Unterschied: Er stirbt »gesünder«.

- Und jetzt das Allerwichtigste: Gehen Sie!

Ich weiß, dass Sie das schon ungefähr tausendundein Mal gehört haben, aber lassen Sie es mich noch einmal sagen: Gehen Sie!

Autos, Flugzeuge und Züge gehören nicht zu Ihrem Körper. Ihre Beine schon. Benutzen Sie sie! Wenn Sie das nicht tun, werden sie irgendwann so viel wiegen wie ein Zug. Genau.

Wenn Sie mir nicht glauben, fragen Sie die Amerikaner. Es gibt hier mehr fettleibige Menschen als irgendwo sonst.

Warum? Nicht wegen der Burger und Hotdogs – die Backwaren Wiens und römische Pizzen haben genauso viele Kalorien –, sondern weil Amerikaner nicht gehen. Sie fahren mit Autos, Aufzügen und Rolltreppen und verbringen die meisten ihrer wachen Stunden vor Computern und Tablets. Die Tage des Gehens sind vorbei. Warum gehen, wenn deine Finger das für dich erledigen können? Einen Film sehen? Kann man auf dem iPad. Essen? Dafür gibt es Apps. Bücher? Auf ein Cover klicken, und in einer Minute ist das Buch da.

Und so sitzt und sitzt das Volk des amerikanischen Reiches, und ehe es sichs versieht, nehmen ihre Körper die Form einer Weltkugel an.

Wollen Sie ebenfalls eine Weltkugel werden?

Wenn nicht: Verlassen Sie Ihren Computer. Wir wurden nicht geboren, um unsere Computer zu heiraten. Computer sollten sich ausschließlich untereinander paaren.

Aber lesen Sie erst diesen Artikel zu Ende!

Dann allerdings: Raus mit Ihnen!

Nein, nicht aufs Fahrrad.

Ja, ich weiß: Die militanten Fahrradfahrer von Hamburg haben Sie vielleicht davon überzeugt, dass Fahrradfahrer cool und sexy sind. Das stimmt nicht – es sei denn, Sie halten »militant« für sexy. Wenn das allerdings der Fall sein sollte, gibt es bessere Alternativen: Fliegen Sie in den Irak.

Gehen Sie! Sogar zur Arbeit.

Und wenn Sie das Auto oder den Zug für den Weg zur Arbeit unbedingt benötigen, parken Sie Ihren Wagen fünf Straßenecken vor Ihrem Ziel, steigen Sie aus, und gehen Sie den Rest zu Fuß.

Laufen Sie. Bewegen Sie sich.

Vergessen Sie nie: Es ist immer irgendwo schöner als dort, wo Sie gerade sind. Gehen Sie dorthin!

Ob Sie es glauben oder nicht: Gehen ist spirituell.

Ja, wirklich. Haben Sie sich jemals gefragt, wo genau die menschliche Seele wohnt? Ich sage es Ihnen: in Ihren Füßen. Ja, ich habe das überprüft.

– Wenn man an einem heißen Tag viel läuft, schwitzt und stinkt man, und deshalb stellen Milliarden Firmen Deodorant her. Früher hatte ich jede Menge davon, alle Sorten und Arten. Ich weiß nicht mehr, warum, aber ich vermute, dass das zu einer Zeit begann, als ich mich sehr intensiv mit Nazi-Theologie befasste. Sie hatten eine Theorie, die sie als wissenschaftlich propagierten: Arier werden schön geboren, und ihre Körper verströmen wundervolle Gerüche – anders als beispielsweise Juden, die von Natur aus stinken. Nur Gott weiß, warum, aber irgendwie glaubte ich daran und kaufte sämtliche Deodorants der westlichen Welt. Vor etwa zwei Monaten dann erhielt ich von einem Spanier die wichtigste Lektion meines Lebens: Deo braucht kein Mensch, sagte er. Stattdessen zeigte er mir, was er verwendete, einen »Kristall« aus Mineralsalzen, den er unter fließendem Wasser befeuchtete und dann benutzte. Ein Deodorant aus nur einer Zutat! Das war derartig albern, dass ich es ebenfalls ausprobieren musste. Ich kaufte einen Kristall – meiner heißt »Thai Kristall« – und fing an, ihn zu benutzen. Einfach spaßeshalber. Aber siehe da: Heutzutage bin ich zumindest geruchsmäßig reiner Arier.

Um zum Schluss zu kommen: Ich kann keinen dieser Ratschläge wissenschaftlich beweisen, da ich kein Arzt bin, aber ich habe sie allesamt ausprobiert und in den vergangenen acht Monaten 30 Kilo abgenommen.

Viel denken, wenig wiegen

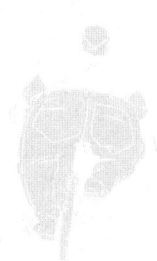

An einem dieser New Yorker Regentage, wenn es ein Albtraum ist, rauszugehen, sitze ich zu Hause und mache, was jeder intellektuelle New Yorker tut: Ich beschäftige mein Hirn mit obsessivem E-Mail-Checken auf meinem Tablet. Schon kommt eine – von der Yiddish Farm. Moment, Yiddish Farm? Gibt es jüdische Bauern? Wirklich? In New York?

Der E-Mail nach gibt es Juden, die Früchte ernten, Knoblauch pflanzen, Ziegen melken und schlachten, und das alles auf Jiddisch. Steht zumindest hier, schwarz auf weiß, und ich weiß ja: Was auf dem Bildschirm steht, ist wahr.

Ich warte, bis der Regen aufhört, und steige dann sofort in den nächsten Zug nach Goshen in Upstate New York, wo mich ein jüdischer Farmer namens Naftali vom Bahnhof abholt und zum Bauernhof bringt.

Die Yiddish Farm – es gibt sie wirklich. Ich treffe Yisroel, einen chassidischen Bauern mit langen Schläfenlocken, einer schwarzen Jarmulke, einem halb chassidischen, halb mexikanischen Hut und sogar mit Zizits, den Quasten. Seine sehen allerdings so aus, als hätte Gucci sie entworfen und nicht ein Rabbi.

Wo sind die Tiere?, frage ich voll arbeitswilliger Vorfreude. Yisroel, froh, einen Juden zu sehen, der sich die Hände schmutzig machen will, bringt mich zu seinen Tieren: zwei Ziegen.

Ich muss erwähnen, dass es wunderschöne Ziegen sind. Es sind Böcke, also geben sie leider keine Milch, allerdings sind es chassidische Ziegenböcke: wunderschön! Auf hölzernen Tafeln über ihnen stehen Sprüche aus heiligen jüdischen Quellen. Was bei chassidischen Ziegen nur logisch ist.

Hat Yisroel auch Schweine?

Nein.

Um ehrlich zu sein: Es gibt gar keine anderen Tiere. Das allerdings hat pragmatische Gründe. Die Tiere sind noch nicht geliefert. Aber sie kommen bald.

Wann?

Auf jeden Fall noch vor der Ankunft des Messias.

Aber die Felder sind schon hier. Yes! Wie sie vielleicht wissen, interessiere ich mich für Sport und Fitness und bin hier, um zu beweisen, dass Landarbeit besser ist als ein Fitnessstudio.

Peinlicherweise muss ich zugeben, dass ich keine Ahnung habe, wie man zum Beispiel Knoblauch anbaut. Aber mir wird sofort mitgeteilt, dass Yisroel und seine Kollegen es mir liebend gern zeigen werden, sobald sie alle Neuankömmlinge begrüßt haben. Und tatsächlich: Ein Auto nach dem anderen kommt an, ein jedes voller potenzieller Bauern-Juden aus allen Ecken Amerikas. Es sieht so aus, als ob jeder lebende Jude jüdische Bauern sehen will und auch ein Bauer werden möchte. Schön, dass ich hier nicht der einzige Exzentriker bin.

Der Unterricht beginnt. Ich bin völlig enthusiastisch. Mein großer Traum wird wahr werden: Ich werde Knoblauch pflanzen und ernten!

Aber nicht so schnell. Die Arbeit am Knoblauch, wird mir erklärt, beginnt nicht mit schmutzigen Fingern. Nein. Sie beginnt mit einem Lied. Und ehe man singen darf, muss man noch etwas Jiddisch lernen.

Sie fragen sich sicher, was diese komplizierten Einführungen sollen. Ganz einfach: Wer fit und gesund sein will, kann nicht einfach ins Fitnessstudio rennen oder sportliche Sachen machen. Nein! Klar kann man diese Dinge tun, aber wichtig sind sie nicht. Das Wichtigste ist das Gehirn. Genau. Und die ersten Muskeln, die trainiert werden müssen, sozusagen Vater und Mutter aller Muskeln, sind die Denkmuskeln. Also: Jiddisch lernen.

Ich bin bereit.

Yisroel sitzt auf seinem Thron, einem kaputten Stuhl, und will gerade seine Jiddisch-Kenntnisse teilen, als drei des Jiddischen nicht mächtige Leute hereinplatzen. Sie sind auch nicht hier, um es zu lernen. Sie parken ihren Laster, steigen aus und kommen auf uns zu wie kampfbereite Soldaten. Sie singen nicht, nicht auf Jiddisch und auch nicht in anderen Sprachen, aber sie sind bewaffnet. Mit Pistolen, Flinten, mit Dingen, die krachen.

Wer seid Ihr?, frage ich.

»John«, sagt der eine, »Jerry«, sagt der andere. Bei ihnen ist ein Junge, der sagt, er heiße Jake. Alle mit J, alle mit lauten Stimmen. Sie sind hier, um von ihrem Recht auf Jagd Gebrauch zu machen. Auf Rehe. Und zwar genau hier.

Ich versuche zu erklären, dass wir kein Rotwild haben, nur Ziegen, chassidische Ziegen, aber meine Worte treffen auf taube Ohren. Sie sehen Yisroel an und erklären ihm, dass sie hier jagen werden, ganz egal, wie er das findet.

Yisroel sieht sie an. Still. Dann wendet er den Blick ab.

John seinerseits ist alles andere als still. Er redet ohne Punkt und Komma. Tatsächlich ist er ein ziemlich interessanter Philosoph. »Wer hat all die Kriege dieser Welt begonnen?«, fragt er und liefert die Antwort gleich mit: »Amerika!«

Ich als Sport- und Fitnessliebhaber wittere die Gelegenheit, meine Hirnmuskeln zu trainieren, und frage den Philosophen: Du bist Amerikaner, oder?

»Das bin ich.«

Bist du stolz, Amerikaner zu sein?

»Zum Teufel, ja!«

Auch wenn Amerika sämtliche Kriege anfängt?

»Ja.«

Warum, mein Freund?

»Es ist das freieste Land der Welt.«

Ich gebe mir Mühe, ihn zu verstehen. Zwei Tage lang arbeite ich mit sämtlichen Teilen meines Hirns daran, seine Logik zu begreifen. Aber das Ergebnis meiner Mühen ist lediglich Gewichtsverlust. Richtig, ich verliere fünf Pfund innerhalb von zwei Tagen. Vor lauter Hirnarbeit, nehme ich an. Ich lerne meine erste Yiddish-Farm-Lektion: Viel denken, wenig wiegen.

Vor lauter Glück über meine wachsenden intellektuellen Fähigkeiten mache ich mich auf die Suche nach dem Knoblauch. Hoppla. Noch kein Knoblauch da. Der kommt erst nächstes Jahr. Und dieses Jahr? Ziegen.

Welch reicher Bauernhof!

Ich spaziere zu einem nahe gelegenen Hügel, auf dem fortgeschrittene Jiddisch-Könner alte jiddische Hits singen, und schließe mich ihnen an: »Belz, mayn shtetele Belz…« (Belz, mein Städtchen Belz…) Gut, Belz ist nicht meine Stadt und war es auch nie. Aber auf dem Zweiziegenhof ist jede Stadt unsere Stadt. Auch Belz.

Die Sonne scheint, kein einziger Regentropfen fällt, und die Farmer singen weiter: »Tzi vakst nokh dos beymele, Vos ikh hob farflantzt?« (Steht dort noch der kleine Baum, den ich einst einmal pflanzte?) Ich denke über diese großartigen Zeilen nach, ich denke und denke, bis es Abend wird.

Willkommen im Yiddish Farm Denksportstudio, dem Ort für Ziegen und Intellektuelle – auch Sie werden hier singen!

Ich verstehe die Deutschen, auch wenn ich der Einzige bin

Ich bin überzeugt, dass Fliegen gut für uns ist. Und heute fliege ich mit Lufthansa nach Deutschland, der Fluglinie mit den umwerfendsten Stewardessen.

»Unterstützen Sie unseren Kampf gegen das Management«, sagt eine von ihnen. Die Kabinencrews befänden sich immer wieder einmal im Streik, fügt sie hinzu, zudem seien sie im Recht.

Warum streiken sie?

»Lufthansa verdient enorm viel Geld, aber sie geben es nicht an uns weiter.«

Wie viel sollten sie Ihnen geben?

»Ich zeig's Ihnen.«

Sie geht weg und kommt mit zwei weiteren umwerfenden Stewardessen zurück. Sie geben mir ein Blatt Papier, auf dem ihre gerechte Sache aufgeschrieben steht, und wiederholen, dass ich sie unterstützen müsse. Ich frage mich, warum sie mir ein Papier vorlegen. Kennen Sie ihre Forderungen nicht auswendig?

Aber anstatt diese Frage zu stellen, kommt mir eine andere über die Lippen: Wie viel verdienen Sie?

Sie sehen mich an, als hätte ich ihnen eine höchst intime Frage in aller Öffentlichkeit gestellt.

Ich wähle einen anderen Ansatz: »Wie viel verdient eine erstklassige Stewardess?«

»Sag ich nicht!«, sagt die eine, und die anderen beiden nicken.

Ich liebe Bordpersonal!

Lassen Sie mich direkt und offen sein: Mit Deutschland verbindet mich eine Art Hassliebe. Einerseits bin ich sehr deutsch. In der Sekunde, in der ich in Deutschland lande und die Menschen ansehe, begreife ich, dass sie und ich eins sind. Ich verstehe ihre Logik, auch wenn ich der Einzige auf der Welt bin. Um Ihnen ein Beispiel zu geben: Wenn ich bloß den Mund aufmache, sagt mir der durchschnittliche Deutsche sofort, ich solle »nicht generalisieren wie die Amerikaner«. Dieser Satz ist absolut paradox, aber mir scheint er absolut sinnvoll.

Sie müssen wissen: In meinem tiefsten Inneren bin ich Deutscher.

Andererseits hasse ich Deutschland – aus einem guten Grund: Das Essen ist unglaublich lecker, und ich kann nicht aufhören zu essen. In weniger als zwei Tagen nehme ich mehr zu, als ich zu zählen wage.

Ich muss diesen Wahnsinn stoppen – aber wie?

Wahrscheinlich sollte ich mich in einem Fitnessstudio anmelden, ehe ich fetter werde als das dickste Lufthansa-Flugzeug und wütende umwerfende Stewardessen auf meinem Bauch herumtanzen. Ein Schreckensszenario!

Aber wie finde ich ein Fitnessstudio? Ich muss googeln, was bedeutet, dass ich mir eine SIM-Karte für mein iPad besorgen muss. Das sollte einfach sein, vermute ich zumindest, nur um dann schnellstens herauszufinden, dass nichts einfach ist. Ich kaufe eine 30-Tage-Karte, die sofort abläuft. Ich bekomme stattdessen Textnachrichten von der Telekom, die mir ihre Liebe erklärt – aber kein Google und kein Sport.

Wahrscheinlich sollte ich bei ein, zwei Demonstrationen mitlaufen – eine beliebte Sportart bei Europäern. Gibt's in nächster Zeit irgendeine Demonstration?

Ja – Glück gehabt! Juden und Muslime, erklärt man mir, machen gemeinsame Sache, damit Beschneidung in diesem Land legal bleibt.

Ganz ehrlich: Ich traue meinen Ohren kaum. Dass diese beiden Völker an einem Strang ziehen, ist ein Irrtum historischen Ausmaßes.

Ich renne sofort los, um zu sehen, ob diese Geschichte wahr ist. Und jetzt raten Sie mal – sie stimmt!

100 Juden, davon ein paar mit »Bist du Jude? Ja!«-T-Shirts, und zwei Muslime, eine mit Hidschab, demonstrieren gemeinsam. Perfekt. Ich demonstriere für den Frieden und verliere ein paar Pfunde. Wir laufen zusammen durch ganz Berlin, bis jedes Baby der Stadt beschnitten ist, und ich verliere meine »Buletten-Pfunde«!

Das ist natürlich eine grandiose Sache – allerdings bewegen sich diese Leute nicht. Kein Stück. Sie stehen herum, und siehe da: Sie kredenzen extrem leckeren Kuchen. Ich stelle mich dazu und – wie könnte es anders sein – nehme weiter zu.

Um mal ein intimes Gefühl in die Öffentlichkeit zu bringen: Mich packt die Schwermut. Kann ich in diesem schönen Land nicht dünn und sexy sein? Gibt es keine Chance?

Wie so oft in Europa kommt mir die Geschichte zu Hilfe.

Adolf Hitler ist immer noch da. Auf gewisse Weise. Und er hat hier in Berlin immer noch Bewunderer, die viele andere am liebsten um die Ecke bringen würden. Was super ist, weil die Möchtegern-Killer eine richtige Demo planen, einen Marsch. Sport in Perfektion!

Ich bin begeistert! Ich renne der Menge hinterher.

Wir marschieren zwei Stunden lang durch die Berliner Straßen, unterwegs nach irgendwohin. Aber wen interessiert das schon? Sie jagen einen Nazi ins Nirgendwo, und ich bete zu Allah, dass er sehr, sehr, sehr weit entfernt wohnt.

Zwei Stunden vergehen, ich verliere Gewicht, und dann ist es vorbei.

Wenn ich mich nur zu einer Demonstration pro Tag durchringen könnte, sähe es mit meinem Gewicht besser aus. Aber leider gibt es am nächsten Tag keine Demo – zumindest weiß ich von keiner.

Was soll ich also tun? Soll ich meine eigene Ein-Mann-Sport-Demo veranstalten?

Versuchen wir's, sage ich mir, ganz wie der Erfinder von Google.

Und für die nächste Woche oder zwei versuche ich es, aber es ist nicht einfach. Alle paar Minuten muss ich dank der Launen der Berliner Ampelmännchen stehen bleiben und warten. Ich will bei Rot gehen, wie jeder normale Mensch in New York, aber hier funktioniert das nicht.

Wenn du in Berlin über Rot gehst – außer natürlich in fortschrittlichen Stadtteilen wie Kreuzberg –, werden die Autofahrer nicht langsamer, wenn sie dich sehen, wie in New York, sondern sie treten ordentlich aufs Gas, als wollten sie dich umfahren.

»Wer das Gesetz bricht«, erklärt mir eine Dame, »verdient den Tod.« Verstehen Sie mich nicht falsch: Die Dame ist reizend, klug und friedfertig. Sie hasst Krieg, jedweden Krieg, und sie verachtet Armeen, jedwede Armee. Und deshalb trägt sie Che-Guevara- und Sowjetstern-T-Shirts und an kalten Tagen Tarnklamotten. Niemand auf dieser Welt kann diese Widersprüche begreifen – außer mir, dem wahrhaftigsten Deutschen, den es gibt.

Aber ich weiß, dass ich aufgrund meiner Berliner Gewichtsprobleme das Land für eine Weile verlassen muss.

Ich nehme ein Taxi zum Flughafen.

»Ich bin froh, Deutscher zu sein, sehr froh«, sagt mir der Taxifahrer.

Warum?

»Weil wir das beste Bier der Welt haben.«

Welches Bier trinken Sie am liebsten?

»Carlsberg.«

Carlsberg kommt aus Deutschland?

»Nein. Aus Dänemark .«

Mir ist egal, was die ganze Welt sagt, aber ich finde das völlig plausibel. Ich fliege nach Österreich, um abzunehmen, aber ich komme bald wieder zurück. Das verspreche ich!

Er könnte den Mond kaufen und schlürft ungesüßten Kräutertee

36,62. Das ist die wissenschaftlich nachgewiesene Zahl. Für zwei Tage, die ich in Berlin verbracht und leckere Buletten genossen habe, muss ich 36,62 Wochen im Fitnessstudio verbringen. Und weil ich länger in Berlin war als nur zwei Tage, bin ich jetzt dazu verdammt, mein Leben lang im Fitnessstudio zu bleiben, ohne jemals wieder irgendetwas Schönes machen zu dürfen.

Zum Glück fängt mich eine Journalistin der Huffington Post ab, ehe ich auf alle Ewigkeit hinter den Türen des Fitnessstudios verschwinde. Sie rettet mich vor lebenslänglichem Freiheitsentzug: Fahr ins Viva Mayr nach Österreich, sagt sie und erklärt mir, dass das Viva der strengste Entgiftungsort der Welt sei, wenn ich da eine Woche überlebe, ist mein Bauch von allen Verunreinigungen befreit – inklusive der Buletten.

Ich habe noch nie vom Viva Mayr gehört, also bitte ich meinen guten Freund Google, mir davon zu erzählen. Und Google sagt, dass das Anwesen Hannes Androsch gehört, einem ehemaligen österreichischen Finanzminister und Vizekanzler des unvergesslichen

Bruno Kreisky. Ich liebe Politiker, die auf Entgiftung stehen, und fliege schneller als ein Adler zum Viva Mayr.

Als ich dort ankomme und mir die Leute ansehe, verliebe ich mich sofort in diesen Ort. Da ist ein Mann aus Katar, der tausend Firmen und mindestens eine Frau besitzt; daneben sitzen Geschäftsleute aus London, Deutschland und Kanada, und am Nachbartisch plaudern ein paar schöne Frauen fröhlich miteinander. Obwohl die meisten Leute hier scheinbar reicher sind als Gott, ernähren sie sich von weniger als 1000 Kalorien am Tag. Der Anblick ist unvergesslich: Der Katarer zum Beispiel – ein Mann mit genug Geld, um den Mond zu kaufen, wenn er das wollte –, der sich locker eine ganze Kuh zum Mittagessen leisten könnte, schlürft stattdessen lieber ungesüßten Kräutertee.

Ich wünschte, Hannes würde mir dieses Wunder erklären, aber er ist nicht vor Ort, sondern in Wien. Vor Ort ist Dr. Stossier, der leitende Viva-Arzt. Er trägt einen Bart, wie ihn Jassir Arafat hatte, also stelle ich ihm die Frage, die ich Jassir immer stellen wollte: Warum tust du das?

»Ich will den Menschen helfen«, sagt er.

Das gefällt mir. Ich habe nie davon geträumt, mein Leben den armen Menschen in Katar zu widmen, aber ich erkenne an, wenn jemand spiritueller ist als ich.

Wie üblich ersetzt Spiritualität die Nahrung. Und am nächsten Tag, nachdem ich mich an einem Mahl gelabt habe, das für eine durchschnittliche Ameise gereicht hätte, lässt man mir ein Fußbad ein. Ich stelle meine Füße in einen Behälter mit klarer Flüssigkeit, und nach wenigen Minuten färbt sich die Flüssigkeit braun – als würde Durchfall aus meinen Füßen fließen. Das seien die Verunreinigungen meines Körpers, erfahre ich, und ich glaube, sie meinen die Buletten.

Ungeachtet des hässlichen Anblicks, den mein Bulettengelage nach sich zieht, kommt mir eine brillante Idee: Ich könnte zurück nach New York fliegen und ein Fußbad-Fitnessstudio eröffnen. Ich hätte bestimmt gleich am ersten Tag eine Million Anmeldungen und wäre reicher als jeder Katarer.

»Sie müssen Ihr Essen vierzig, fünfzig Mal kauen«, unterbricht Dr. Stossier meine Gedanken. Das ist der Kern des Mayr-Systems: Wenn man fünfzig Mal kaut, verliert man nicht nur an Gewicht, sondern wird auch von Krankheiten wie Typ-2-Diabetes, Geschwüren oder Arthritis geheilt.

Mit anderen Worten: Fußbäder sind bloß zur Schau, das Wesentliche ist das Kauen.

Fünfzig Mal!

So oft zu kauen wird eine gewaltige Menge Energie verbrauchen, rechne ich mir aus, und beschließe, einen heißen Milchkaffee zu trinken, der mich dabei unterstützt. Doch traurigerweise ist Milch im Viva nicht erlaubt, und Koffein gilt als Ketzerei. Ich muss mir meinen Milchkaffee woanders suchen – aber wo?

Ich fahre mit dem Boot in die nahe gelegene Stadt Velden und finde ein nettes Restaurant namens Caramé. Hier muss es tollen Milchkaffee geben, sage ich mir. Das Problem ist nur, dass ich nicht hineinkomme. Zwei Männer, die mir wie Profikiller vorkommen, bewachen die Tür.

Sind Sie CIA?, frage ich sie.

Sie lachen so laut, dass die Enten am See, der Velden umgibt, vor Angst davonlaufen. Die Männer wollen wissen, wie um Himmels willen ich denken könne, dass sie für Kapitalisten arbeiten?!

Als sie sich wieder ein bisschen beruhigt haben, erzählen sie mir, dass sie einen österreichischen Minister beschützen, der das gesamte Restaurant für sich reserviert hat.

Ich spähe hinein und sehe ungefähr zehn Leute, die den Minister bewirten. Irgendjemand wird für das hier bezahlen müssen, und sein Name ist natürlich: Steuerzahler.

Wenn das nicht der pure Kapitalismus ist, was dann?, frage ich die Wachen.

»Sozialismus!«, schreien sie mich an.

Ich bekomme Angst – wer würde das nicht – und laufe zurück zum Viva. Dort legt man mich auf etwas, das einem Fischernetz ähnelt, mit einer Art lodernder Flamme darunter, und ich komme mir vor wie ein Grillhähnchen. Mir geht nur ein Gedanke durch den Kopf: Welcher österreichische Minister wird mich verspeisen, wenn ich fertig gebraten bin?

Doch bevor mich ein österreichischer Minister essen kann, bringen mich die Leute vom Viva in einen anderen Raum und sagen mir, ich solle mit »Plate One« weitermachen. Ich stehe auf einer vibrierenden Scheibe, halte dabei vibrierende Gewichte und trainiere. Hoch, runter, links, rechts; und immer vibriert es. Das ist schon ziemlich erotisch, aber nichts im Vergleich zu dem, was als Nächstes kommt: die Hintern-Massage.

»Du siehst aus wie Elton John «, sagt mein Masseur, während er meinem Arsch eine Tiefenmassage verpasst. Mein Hintern scheint ihn an den von Mr. John zu erinnern, ein Umstand, der mir bisher nicht bewusst gewesen ist. Aber jetzt, da ich es weiß, komme ich mir gleich extrem wichtig vor.

Kurze Zeit später fahre ich nach Wien, um Hannes in seinem schönen Büro zu treffen, ganz bescheiden vis-à-vis der Wiener Staatsoper. Wir sind schließlich zwei hohe Tiere, da ist es nur natürlich, dass wir uns anfreunden.

»Wir und die Deutschen sprechen die gleiche Sprache«, begrüßt mich Hannes. »Aber nicht dieselbe. Die Aussage ›Im Prinzip ist es nicht möglich‹ bedeutet für Deutsche und Österreicher unterschiedliche Dinge. Für Deutsche heißt das: ›Das war's, vergiss es.‹ Für Österreicher: ›Wir finden eine Lösung!‹«

»Diese besondere Eigenschaft der Österreicher«, fügt Hannes hinzu, »haben wir von den Juden gelernt.«

Ich sehe mir meine neue Umgebung an und bemerke auf einem Tisch Kaffee und Milch, ein schweres Viva-Vergehen.

Wie kommt es, dass Sie Milch trinken?, frage ich ihn.

»Nur die Kuh darf trinken«, antwortet er lächelnd.

Und wie oft kauen Sie Ihr Essen?

»Kommt drauf an, ob es Wein ist oder Schnitzel.«

Keine Witze, bitte. Antworten Sie!

»Zehn Mal.«

Man soll aber fünfzig Mal kauen!

»Wenn ein Österreicher zehn Mal sagt, kann das fünfzig bedeuten …«

Ein kluger Mann, dieser Hannes, und von ihm lerne ich: 36 Wochen und zehn Minuten sind dasselbe. Wenn du zu viel gegessen hast, geh joggen, solange du kannst, aber keine Sekunde länger. Das Wichtigste ist: Beweg deinen Arsch, dann denken die Leute, du bist Elton John! Probier's aus!

Reiten, das ist das beste Fitnessstudio

Ganz Österreich schlägt sich den Bauch mit Kaiserschmarren voll, nur ich sitze in einem Entgiftungs-Spa. Das klingt vielleicht toll und gesund, aber mein Körper sagt mir, dass er sich, wenn ich so weitermache, von meiner Seele lösen und verschwinden wird. Da ich bei gesundem Verstand bin, entscheide ich augenblicklich, mich vom Entgiften zu entgiften. Aber wie?

Weil Kaiserschmarren ein österreichisches Gericht ist und ich beim Entgiften oft von dieser Delikatesse geträumt habe, bleibe ich am besten noch ein bisschen in Österreich und genieße den Kaiserschmarren. Die Frage ist nur: In welchem Teil von Österreich?

Diese komplizierte Frage beschäftigt mich eine ganze Weile, bis ich nach intensiven Diskussionen mit den gelehrtesten der österreichischen Stammesältesten beschließe, nach Tirol zu fahren. Da weiß man, wie man Kaiserschmarren macht, erzählt man mir, und die bergige Landschaft ist einfach herrlich.

Klingt überzeugend, aber eine kleine Frage habe ich noch: Wo genau in Tirol? Ich war noch nie in diesem Teil der Welt und habe keine Ahnung, wohin ich soll.

Gott sei Dank gibt es die Engländer, Geschöpfe, die alles über alles wissen. Ich begegne einer englischen Lady, die mir vorschlägt, zum Wiesenhof zu fahren, einem Hotel & Wellness Spa im Norden Tirols. Die haben auch Pferde, sagt sie, und ich könnte einen supergesunden Sport betreiben, nachdem ich mir den Bauch mit Kaiserschmarren vollgeschlagen habe.

Ich kann nicht reiten und habe sogar ein bisschen Angst vor Pferden, aber dann kommt mir eine brillante Idee: Mach einen guten Eindruck auf die Pferde, dann sind sie nett zu dir.

Aber wie?

Ich überlege und überlege und beschließe dann: Ich ziehe die japanischen Klamotten an, die ich letztes Jahr in Tokio gekauft habe. Darin sehe ich aus wie ein Sumoringer. Ich stelle mir vor, dass Pferde zu japanischen Kämpfern niemals grausam sein werden.

Total einleuchtend, oder?

Ich bin überzeugt und mache mich auf den Weg zum Wiesenhof.

Aber bevor ich auf ein Pferd steigen darf, bringt mich eine schöne junge Dame in einen Wellness-Raum, wo eine Holzbadewanne voller Steinöl auf mich wartet. Sie reicht mir auch noch etwas namens Hauttonic mit Tiroler Steinöl. Wie sie es geschafft haben, Öl aus Steinen zu pressen, ist mir unverständlich, aber solche Tatsachen stelle ich nicht infrage. Das Hauttonic ist gesund, sagt die österreichische Schönheit, und fügt noch hinzu, »aber nicht hier anwenden«, wobei sie auf ihren Intimbereich zeigt.

Warum nicht?

»Dafür ist es zu stark.«

Zeigen Sie mir einen Mann, vor allem einen sportlichen wie mich, dem »zu stark« nicht gefällt, und ich zeige Ihnen einen fliegenden Elefanten. Sobald die Dame den Raum verlassen hat, verteile ich den Tiroler Zaubertrank über meinen Intimbereich.

Was soll ich sagen?

Nur eines: Wenn eine Tiroler Schönheit Ihnen sagt, Sie sollen etwas nicht tun, dann gehorchen Sie besser. Oder Sie werden schreien vor Vergnügen.

Jetzt bin ich bereit für mein Pferd!

Ich laufe zum Stall und treffe dort Alexandra, eine Frau, die Pferde liebt und die bereit ist, Avelino, einen ihrer Geliebten, mit mir zu teilen. Avelino, so viel steht fest, ist das hübscheste Pferd Europas. Alexandra kämmt Avelino mit großer Zärtlichkeit, als wäre er ihr erstgeborenes Baby, und wie jeder österreichische Gentleman lässt Avelino ihre Liebe mit großem Vergnügen über sich ergehen, oder wie man im Englischen sagt *with much pleasure*, aber Alexandra meint, dass es im Deutschen keine Entsprechung für das englische Wort *pleasure* gibt.

Das weiß sie genau, sagt sie.

Und dann macht sie mich mit dem Pferd bekannt: Hier ist das Maul, hier sind die Zähne, das ist der Schwanz. Wenn man auf jemandem reiten will, muss man wissen, was wo ist.

Es braucht seine Zeit. Avelino spricht kein Englisch, nicht mal Deutsch, und er hat seinen eigenen Kopf. Außerdem habe ich meine Sumo-Uniform vergessen, so ein Pech. Ich muss wohl einen anderen Trick einsetzen, um mich bei dem Tier beliebt zu machen. Ich versuche, auf Tiroler-Deutsch mit ihm zu sprechen, aber das kann ich natürlich nicht, also versuch ich's mit Jiddisch. Ich sage »*Bubbaleh*« zu ihm und – ein Wunder! – er strahlt vor Vergnügen. Ich bitte Alexandra, uns beide allein zu lassen – sie kann ja Kaiserschmarren essen, wenn sie mag –, denn Avelino und ich verstehen uns prächtig.

Ich reite auf Avelino – das beste Fitnessstudio, das man sich träumen kann. Wir reiten umher, Gott weiß wohin, und ich stelle mir vor, dass ich ein verlorener Sohn Tirols bin.

Ist Ihnen noch nie passiert? Mir passiert so was.

Ich steige ab von meinem Freund Avelino, besorge mir eine schöne österreichische Lederhose und ziehe in eines dieser kleinen Dörfer in Osttirol. Kein Hotel. Ein Österreicher wie ich, ein einheimischer Reiter der Berge, braucht kein Hotel. Ich kann bei den Leuten wohnen, meinen Brüdern.

Es ist ein kalter Tag, eiskalt, und wir steigen einen der Berge hinauf. Keine Straße. Keine Touristen. Nur die Einheimischen und ich. Und oben auf dem Berg wohnt ein Mann namens Bruno, mit dem ich ein paar Stunden verbringen werde. Sein Haus besteht komplett aus Holz, ohne einen einzelnen Stein. »Warum keine Steine?«, frage ich ihn. »Weil wir alle Steine für die Berge brauchten«, antwortet er mit einem Augenzwinkern.

Ich frage Bruno, ob er heißen Tee mit Zitrone dahat, und er sagt: »Tiroler Zitrone« – damit ist Rum gemeint. Stellen Sie sich das vor. Ich trinke meinen »Zitronen-Tee«, während immer mehr Leute die Hütte betreten. Brita, die einzige Dame am Tisch, erzählt mir, dass sich die Dorfbewohner hier noch immer mit »Heil« begrüßen. Ich bin schließlich Einheimischer, und sie teilen gerne ihre Geheimnisse mit mir. Ich liebe so was!

Noch ein Mann kommt herein und bestellt »Milch mit Wasser« – damit meint er Bier. Bruno fragt, ob ich einen Kaiserschmarren Tiroler Art möchte, und ein Milchtrinker verrät mir, dass man im Zweiten Weltkrieg nicht Kaiserschmarren sagen durfte, weil der Kaiser verboten war. Und wie haben sie es dann genannt?

»Hitlerschmarrn«, sagt er.

Ich bestelle Hitlerschmarrn.

Wow! Was für ein Geschmack! Ich kann Ihnen sagen, Hitlerschmarrn ist so lecker, das ist das perfekte Heilmittel für jede Entgiftung. Probieren Sie's!

Schokolade statt Sex vor dem Zumba-Tanz

Schon mal davon geträumt, das Leckerste der Welt zu essen und sich trotzdem zu fühlen, als würden Sie Sport treiben?

In Kanada geht das.

Fragen Sie Anne, und sie wird es Ihnen erklären. »Schokolade zu essen«, sagt die deutsche Einwanderin, verleiht einem »dasselbe Gefühl, das man nach dem Sport empfindet«. Und nicht nur das, erklärt die entzückende Anne, Schokolade löst außerdem »im Hirn die gleichen Reaktionen aus wie Sex«.

Was ist besser, Schokolade oder Sex?

»Wenn ich wählen müsste, würde ich mich für Schokolade entscheiden.«

Das sind tolle Neuigkeiten für mich, und ich bin extrem froh, dass ich eine Weile in Kanada sein werde.

Kanada, dessen einziger Feind der Nordpol ist, ist für die politisch Korrekten dieser Welt das Paradies auf Erden. Hier liebt jeder jeden, wie ich bald erfahre, und jeder sorgt sich um die Tiere.

Natürlich wünschte ich, ich hätte all das vor meiner Anreise gewusst.

Als ich in Ottawa ankomme, ist es bitterkalt, und

ich trage einen Bibermantel. Biber ist warm, habe ich mir vor der Anreise gesagt, und der Bibermantel eignet sich für Regen und für Schnee – Kanadas berühmtestes Pärchen.

Was für eine Fehleinschätzung!

Schnell muss ich feststellen, dass der Biber Kanadas nationales Symbol ist. Die Leute lieben Biber und hassen jeden, der ihr Fell trägt – und genau das tue ich. »Ist das Biber?«, hält mich ein Kanadier gleich bei meinem ersten Vorstoß auf die kalten Straßen an und zeigt drohend mit der Faust auf meinen Oberkörper. Sofort leuchtet ein feuerrotes Licht in meinem Hirn auf, und ich erkenne: Ich stehe einem rechtschaffenen Mann gegenüber, der mich gleich niederschlagen wird. Ich muss mich um jeden Preis verteidigen.

Nein, schreie ich. Das ist kein Biber. War nie welcher und ist keiner! Das ist Kunstfell!

»Gut«, sagt er und lässt mich gehen.

Ich zünde eine Zigarette an und rauche leise vor mich hin, als mir plötzlich ein Schild an der Bushaltestelle neben mir auffällt: »Rauchen im Umkreis von 9 Metern verboten. Bis zu 5000 Dollar Strafe.«

Ich bekomme Angst und will schnell Zuflucht vor den gesunden und rechtschaffenen Kanadiern finden. Ich gehe so schnell, dass ich noch mehr abnehme, als wenn ich nur Schokolade essen würde, bis ich das Haus meines Gastgebers erreiche, eines kanadischen Politikers. Politiker sind oft korrupt, sage ich mir, er wird mich bestimmt vor den Rechtschaffenen beschützen.

Sobald ich sitze, erzählt er mir, dass ich bei einer Kampagne gegen die chinesische Regierung mitmachen solle, die, wie er sagt, brutal gegen die Menschenrechte verstößt. Ich erkläre ihm, dass ich kein Chinesisch spreche und mir die Probleme nicht bekannt sind. »Bitte verlassen Sie mein Haus«, sagt er und sieht mich mit äußerster Verachtung an.

Was für ein Pech: Da finde ich schon mal einen Politiker, und dann ist er rechtschaffen!

Ich brauche dringend eine andere Unterkunft, sonst muss ich die Nacht bei den echten Bibern in der Kälte verbringen.

Wo kann ein Mann in Kanada Unterschlupf finden?

Gott sei Dank gibt es ein hundert Jahre altes Hotel, das viele Menschen beherbergt, darunter auch die von Natur aus korrupten Ausländer.

Ich ruhe mich neben einem Bild von Albert Einstein aus, esse Tonnen allerbester Schokolade, trinke eimerweise Kaffee und bin schließlich total gelangweilt. Ich fühle mich wie Eva Braun: Ich bin ein Gefangener in einem goldenen Käfig.

Was soll ich tun?

Zum Glück kommt mir die Touristeninformation von Ottawa zur Hilfe. Sie finden eine Bleibe für mich, die etwas »Ausländisches« hat: die Jack Purcell Recreation Association.

Ein netter Ort.

Hier gibt's keine deutschen Kanadier und keine Schokolade, aber dafür Zumba: ein Fitnesstanz zu Latin-Musik.

Haben Sie das mal probiert?

In den nächsten 45 Minuten, so erzählt man mir, werde ich ein »temporeiches Cardio-Workout« erleben, das auch »körperformende Übungen enthält«.

Man muss Sportwissenschaftler sein, um das zu verstehen, aber es klingt gut.

Alle anderen Anwesenden sind weiblich, größtenteils von der weißen Sorte, und sie versuchen, Latin zu tanzen. Das ist ein unvergesslicher Anblick: weiße Damen, die ihren Körper schütteln und versuchen, einem Latin-Beat zu folgen. Eines muss man ihnen lassen: Sie können zwar den Rhythmus nicht halten, aber dafür schwitzen sie stark – es ist rührend und schön anzusehen.

Ich versuche meinerseits, die Latinos nachzuahmen, die ich aus New York City kenne, auch wenn ich eigentlich eher chinesisch als lateinamerikanisch aussehe. Immer wenn in der Musik Worte wie »*Domba yaka catika*« zu hören sind, tanze ich »Auya nua huya«. Ich verstehe zwar kein Wort, aber ich bin froh, dass sie diese Musik spielen und nicht die 5. Symphonie. Stellen Sie sich vor, Sie müssten zur Melodie der 5. Symphonie Zumba tanzen – da landen Sie in der Psychiatrie.

Nach dem Zumba gehe ich raus und werde gleich vom nächsten Rechtschaffenen angehalten. »Ist das Biber?«, verlangt er zu wissen.

Ich muss augenblicklich weg aus Ottawa.

Ein Vogel flüstert mir in die Biber-Ohren, dass viele Québecer sich eine Abspaltung von Kanada wünschen. Also eile ich nach Montreal.

Wie ein Tier, das aus der Gefangenschaft befreit wurde, laufe ich fröhlich durch die Straßen der schönen, französisch-angehauchten Stadt in Québec, bis mich Herr Rejean anhält. Nein, mein Bibermantel ist ihm egal — Gott sei Dank! —, er bittet mich nur, eine nahe gelegene Buchhandlung nicht zu betreten. Nicht, dass ich vorgehabt hätte, diese Buchhandlung zu betreten — dort wird keine Schokolade verkauft! —, aber ich freue mich, dass ein Mensch in Kanada mich anspricht und nicht meinen Mantel.

Warum nicht?, frage ich ihn.

»Das ist ein zionistisches Geschäft«, sagt er mit ernster Miene.

Ich sehe das Geschäft an, dann ihn, und frage mich, ob ich im Berlin der 1930er-Jahre gelandet bin.

Juden?, frage ich ihn.

»Ja«, antwortet er.

Rejean ist Katholik, genau wie seine Mitdemonstranten, doch auf dem Schild, das sie hochhalten, steht, dass sie Palästinenser und Juden sind.

Die Zumba-Damen halten sich für Latinas, diese Männer hier denken, sie wären Palästinenser, und ich entscheide spontan, Katholik zu sein.

Als ich die berühmte Kathedrale Notre-Dame erreiche, um dort ein bisschen zu beten, kommt ein junger Student drohend auf mich zu. »Das ist Biber, stimmt's?«

Er packt mich am Mantel. »Wer sind Sie?«, verlangt er zu wissen.

Um meine Haut zu retten, sage ich die ersten Worte, die mir einfallen: Ich bin Muslim. Wer sind Sie?

Ich kann nicht fassen, dass ich so schnell durcheinandergeraten bin. Warum habe ich Muslim gesagt?

Aber, welch Wunder, er lässt sofort meinen Mantel los und heißt mich freundlich in seiner Welt willkommen. »Ich bin Katholik«, vertraut er mir zuckersüß an, »und ich hasse die Juden.«

Jetzt brauche ich wirklich Schokolade. Anne, hörst du mich?

Leider ist die deutsche Anne in Ottawa weit weg von hier, und ich muss mit einem Franzosen namens Herr Delonga vorliebnehmen, dem Miteigentümer des hochgelobten Restaurants Europea.

»Die Franzosen«, sagt er mir, »essen zum Vergnügen; die Engländer nur, um zu überleben.«

Ich beschließe, Franzose zu sein.

Ich gebe mich komplett dem Genuss hin und nehme 2,5 Kilo auf einmal zu – und obendrein esse ich einfach richtig mächtige Schokolade.

Anne, du hast so recht!

Ich werde das Adlon nicht verlassen

Ich bin gerade in Deutschland. Um genau zu sein: in Berlin, im Adlon Kempinski. Obama war auch hier, sagen mir die Hotelangestellten, und ich bin so politisch korrekt, dass es fast unerträglich ist: Was immer Obama tut, das tue ich auch. Ja, wirklich. Ich betrete mein Hotelzimmer.

Als Amerikaner öffne ich als Erstes instinktiv die Schublade und erwarte, das Buch Mormon darin zu finden. Bloß ist das hier Deutschland und nicht die USA. Hier hat man sich vermutlich gedacht: Religion ist Privatsache, da sollte man sich als Hotel nicht einmischen. Sehe ich ganz genauso.

Glücklich wie ein Baby öffne ich jede Schublade und jede Schranktür meines Zimmers.

Nirgendwo Mormonen, nur Joole. Joole hat die Form einer Cola- oder Bierdose, unter »Zutaten« ist der Inhalt aufgeführt: »Massage Gel, drei Latexkondome, ein Mini-Vibrator, ein Vibrator-Ring, eine Feder. Um Ihre Privatsphäre zu schützen, wird auf Ihrer Rechnung ›Minibar‹ oder ein anderer Code ohne weitere Einzelheiten erscheinen.« Kostenpunkt: 25 Euro.

Man kann es kaufen, ohne dass es jemand erfährt.

Wenn der Ehepartner fragt, sagt man: Das Buch Mormon.

Genial!

Ich frage mich, ob sich Obama ein Joole gekauft hat. Ich frage das Personal des Adlon, ob Obama im Hotel übernachtet hat: »Kein Kommentar«, antworten sie. Alles muss ich selbst rauskriegen. Hier muss man Detektiv sein.

Aber als Erstes muss ich ein bisschen trainieren, sonst werde ich wieder fett. In diesem Hotel gibt es sehr viel zu essen, die Süßigkeiten sind hervorragend, und wenn ich mich nicht unter Kontrolle habe, nehme ich pro Tag mindestens fünf Pfund zu. Gar nicht gut. Ich haste in den Fitnessraum.

Eine 60-jährige Dame, die versucht, 16 zu sein, schwitzt auf dem Laufband. Der Anblick ist unvergesslich, aber noch besser sind Kekse. Nach weniger als fünf Minuten bin ich wieder draußen. Die Kekse in der Hotellobby lachen mich an und versprechen mir große Zärtlichkeit.

Ich sehe sie an, meine Geliebten, und frage mich, ob das Hotel auch ein Joole für die Zärtlichkeit zu Keksen im Angebot hat. Das wäre doch toll, oder? Ich könnte alles essen, was mein Bauch sich wünscht, ohne ein Gramm zuzulegen. Dafür würde ich 25 Euro zahlen!

Traurigerweise gibt es im Adlon kein Joole fürs Essen. Es könnte natürlich sein, dass andere Hotels in Berlin Joole-Essen haben. Ich beschließe, es auszuprobieren.

Doch als ich gerade hinausgehen will, wird im Eingang zum Adlon ein roter Teppich ausgerollt. Für mich? Leider nein.

Der rote Teppich ist für den Präsidenten von Kirgisistan bestimmt. Haben Sie je von Kirgisistan gehört? Das ist eine der ehemaligen Sowjetrepubliken.

Der Präsident kommt mit einer Delegation herein, gut 30 Männer in teuren Anzügen, einige haben goldene Einkaufstüten dabei. Das muss ein sehr reiches Land sein, dieses Kirgisistan, schließe ich daraus. Und mir kommt ein Gedanke: Wenn Kirgisistan hier ist, sollte ich vielleicht auch hierbleiben.

Ich bin mir aber noch nicht sicher, ich muss die Sache weiter untersuchen. Ich stehe da und hoffe, Würdenträgern zu begegnen, als mich plötzlich eine coole Armbanduhr in der Auslage des Hotels anstarrt. Kostenpunkt? 20 700 Euro. So viel Geld habe ich nicht, aber ich würde mich freuen, wenn sie mir jemand zu Weihnachten schenkte.

Ich sehe mich um, in der Hoffnung, dass noch ein Präsident oder etwas in der Art hereinspaziert – vielleicht kauft er oder sie mir ja diese Uhr –, doch anstelle von Präsidenten kommt nur ein Haufen scheinbar gelangweilter Menschen vorbei. Das ist Die Linke, und sie sind gekommen, um am benachbarten Brandenburger Tor zu demonstrieren. Sie halten rote Schilder hoch, auf denen nur ein Wort steht: »Nein.«

Das Brandenburger Tor ist bestimmt schon ganz verwirrt. Vor ein paar Jahren liefen Leute mit Schildern, auf denen riesengroß »Ja« geschrieben stand, herum. So viel kann ich Ihnen sagen, wenn ich das Brandenburger Tor wäre, würde ich die Leute anschreien: ›Entscheidet euch endlich: Ja oder Nein!‹ Aber dieses Tor kann nicht sprechen, zumindest keine Sprache, die ich verstehe.

Die Linke, erzählen mir Passanten, vermisst das Sowjetsystem. Die müssen Kirgisistan lieben.

Während Die Linke weiter »Nein« ruft, klärt mich ein englischer Tourist mit dem neuesten iPhone darüber auf, dass Kirgisistan eines der ärmsten Länder der Welt ist. Ganz klar ein von Neid zerfressener Mann, der den Namen des reichen Kirgisistan beschmutzen will.

Der Tag vergeht, und ich bleibe stundenlang draußen. Plötzlich kommt mir die allerbeste Idee: »Die Adlon-Diät«. Es ist so einfach!

Man steht viele Stunden lang vor dem Adlon und beobachtet die Wesen, die vorbeigehen und lauter lustige Sachen machen. Dabei isst man nichts, trinkt nichts und setzt sich so gut wie nie hin. Keine Kalorien. Null. Man steht einfach nur da, amüsiert sich, und die Kalorien im Körper verflüchtigen sich in der kühlen Berliner Luft vor dem Adlon.

Probieren Sie es aus! Ich tu's. Und ich schwöre, es funktioniert.

Natürlich ist es nach so vielen Stunden Amüsier-Diät Zeit, etwas zu essen. Gibt es im Adlon noch etwas anderes als lachende Kekse?

Ich habe Glück, heute ist Bahrain-Tag im Adlon. Das beste Lamm, die besten Falafeln und das beste Baklava, das man in der westlichen Welt bekommen kann. Alles bezahlt von der Demokratischen Republik Bahrain.

Wie es der Brauch vorschreibt, muss ich mich, bevor ich mich auf diese himmlischen Köstlichkeiten aus Nahost stürze, ein bisschen mit dem Gastgeber unterhalten, Seiner Exzellenz dem Botschafter Ebrahim Abdulla.

Erzählen Sie mir von Bahrain!

»Bahrain ist eine Demokratie: Wir haben ein Parlament, einen Schura-Rat und Religionsfreiheit.«

Wie viele Religionen gibt es denn?

»Es gibt Christen, und es gibt Juden.«

Juden?

»Unsere Botschafterin in den USA ist eine jüdische Dame.«

Wie heißt sie?

»Nonoo.«

Gibt es wirklich Juden in Bahrain?

»Ja.«

Viele?

»Ja.«

»Wie viele?«

»Insgesamt 30.«

Wow.

Ich werde das Adlon nicht verlassen. Auf keinen Fall.

Ich will schwarz sein

Wir setzen uns in ein warmes, kleines deutsches Café und reden über dieses und jenes, nichts Weltbewegendes, aber doch interessant. Ich weiß nicht, wieso, aber seit dem Tag, an dem Rauchen zum Verbrechen gegen die Mitkaffeetrinker erklärt wurde, werde ich jedes Mal philosophisch, wenn ich Kaffee trinke.

Folgendes geschieht mit mir: Das Verlangen, eine Zigarette zu halten, überkommt meine Finger im selben Augenblick, in der der Kaffee meine Lippen berührt. Aber ich komme diesem Verlangen nicht nach. Mir ist absolut bewusst, dass ich, wenn ich mir jetzt eine anzündete, noch am selben Tag vor langweiligen Richtern auf der Anklagebank des Internationalen Gerichtshofes in Den Haag landen würde. Und davor fürchte ich mich am allermeisten. Vielleicht werde ich deshalb philosophisch.

Jedenfalls springt meine philosophische Stimmung, warum auch immer, wie ein loderndes Feuer auf meinen Kaffeepartner über. Er kommt mir sofort mit geistreichen Fragen.

Das philosophische Thema des Tages ist – seltsamerweise – diese Kolumne. Natürlich ist das Ganze privat, und ich verrate es Ihnen nur unter der Bedingung, dass Sie es nicht weitersagen. Abgemacht?

Okay.

Hier ist unser fünfstündiges philosophisches Gespräch, in extrem gekürzter Form:

Tuvia, ich versteh's nicht.

»Was verstehst du nicht?«

Wieso?

»Wieso was?«

Wieso erwähnst du diese Sache in jeder deiner Kolumnen?

»Welche Sache?«

Du weißt schon.

»Ich weiß schon?«

Klar weißt du's.

»Kannst du ein bisschen genauer sein?«

Du weißt schon: Juden.

»Juden? Was ist mit Juden?«

Du erwähnst sie jedes Mal!

»Echt?«

Echt. Lies mal deine eigene Kolumne!

»Oh, tut mir leid!«

Das braucht dir nicht leidzutun.

»Tut's aber. Ich wusste nicht, dass das verboten ist.«

Nein, nicht verboten! Dreh mir nicht ständig das Wort im Mund herum. Ich habe nur gesagt, dass du sie nicht jedes Mal erwähnen sollst.

»Okay, nicht verboten. Aber offensichtlich anstößig, nehme ich an.«

Nein! Nicht anstößig!

»Nicht verboten, nicht anstößig. Also, wo liegt das Problem?«

Hör zu, Tuvia: Du schreibst nicht für alte Leute, die über diese Sachen nicht hinwegkommen. Du schreibst eine Sport-Kolumne. Sport! Das ist was für junge Leute, für 30-Jährige und jünger. Für meine Generation. Und für uns gibt es nichts, über das wir nicht hinwegkommen. Wir wissen nicht mal, was ein »Jude« ist.

»Wirklich? Vielleicht sollte ich mehr darüber schreiben —«

Nein, nein, nein! Das habe ich nicht gemeint!

»Und was hast du gemeint?«

Für uns junge Deutsche gibt es keine »Juden«.

»Hier gibt es keine Juden?«

Nein! Nein, das habe ich nicht gemeint. Was ich meine, ist: Für uns, die junge Generation von Deutschen, gibt es keinen »Juden«, keinen »Türken« oder irgendwas. Wir sehen auf der Straße keinen »Deutschen«, »Juden« oder »Türken«. Wir sehen bloß »Menschen«, und alle Menschen sind gleich.

»Okay, verstehe. Worüber sollte ich deiner Meinung nach schreiben?«

Du bist doch kreativ. Du findest schon was!

»Zum Beispiel?«

Du kannst dir irgendwas ausdenken!

»Zum Beispiel?«

Du bist ein reicher Mann und hast viel zu erzählen.

»Ich bin reich?«

Machst du Witze?

»Ich und reich?«

Was, streitest du's ab?

»Moment: Woher weißt du, dass ich reich bin?«

Das weiß doch jeder!

Unter uns, aber bitte erzählen Sie es nicht weiter,

dieser »reiche Jude« hier ist nicht einmal gerne Jude. Die Hälfte der Juden der Welt fühlt sich von allen anderen Menschen gehasst, und die andere Hälfte hasst sich selbst. Wollten Sie Teil eines solchen »Stammes« sein? Ich nicht. Ich würde gerne etwas ganz anderes sein. Möchten Sie wissen, was? Tut mir leid, das kann ich nicht sagen. Das ist eine zu private Sache, die ich nicht einmal meinem iPad verraten kann.

Der einzige Ort auf diesem Planeten, an dem ich mich sicher genug fühle, mein Innerstes zu offenbaren, ist das Fitnessstudio. Ein Fitnessstudio erinnert mich immer an einen Pferdestall. Dort fühle ich mich von der Herde geschützt, und das erleichtert es mir, mich zu öffnen.

Möchten Sie mit mir ins Fitnessstudio kommen und mein Geheimnis hören? Gut.

Willkommen bei Crunch in New York City. Crunch ist als »cooles« Studio bekannt geworden. Ich weiß nicht, ob das immer noch zutrifft, aber wir werden es überprüfen.

Bei Crunch zahlt man keine hohe Aufnahmegebühr, aber günstig ist es trotzdem nicht. »Mitglied« wird man für ein paar Cent, aber dann bringen sie einen dazu, sich bei verschiedenen Trainern anzumelden. Da ist ein junges Mädchen mit einem Trainer, der ihr das Boxen beibringt; sie glaubt, dass sie durch das Training zu Muhammad Ali wird. Nicht weit von ihr baut ein kleiner Mann mit Hilfe seines Trainers Muskeln auf; er will als Basketballer an den olympischen Spielen teilnehmen. Und dann komme ich: Ich soll in einer Evaluationsstunde herausfinden, was ich einmal werden will, wenn ich groß bin.

Ich setze mich neben meinen Trainer, einen Mann mit enormen Muskeln, die er unter einem engen T-Shirt versteckt.

Können Sie aufstehen und sich setzen?, fragt er mich.

»Sie wollen wissen, ob ich aufstehen und mich setzen kann?«

Sozusagen. Ich will sehen, wie Sie es machen.

Ich stehe auf und setze mich, und er kommt zu dem Schluss, dass ich in der Verfassung bin, ihn zu bezahlen.

Wenn ich fragen darf, was genau möchten Sie erreichen?, fragt er.

»Sie meinen im Sinne eines Ziels?«

Ja. Was ist Ihr Ziel?

»Ich will schwarz sein.«

Der Mann weiß nicht, wie ihm geschieht. Er ist komplett fassungslos, denn ich habe ein wirkliches Tabu in diesem Land gebrochen, und er weiß nicht, ob er lachen oder einen Psychiater rufen soll. Ich lasse ihn mit dieser Frage allein und probiere eine seltsam aussehende Maschine aus, die mich – soweit ich es beurteilen kann – in Michael Jackson verwandeln wird.

Mein Trainer fängt mich ab.

Nein, nicht diese Maschine! Die ist nicht für Sie!

»Nicht für weiße Männer?«

Mein Trainer-Gutachter wirkt jetzt entspannter und bricht in lautes Gelächter aus. Der gesamte Stall sieht zu uns herüber, was meinen Trainer wieder ernst werden lässt. Er hält mir eine »Fitness«-Predigt.

Das Leben ist Bewegung. Was ist Hitze? Rennende

Teilchen. Wenn sie nicht mehr rennen, haben wir eine Leiche.

Tote weiße Männer?«

Mann, Sie sind ja unglaublich!

Jetzt lacht mein Trainer noch lauter.

Normalerweise schaffe ich es, hier drin keine Miene zu verziehen. Aber bei Ihnen geht das nicht. Wer sind Sie?

Ich hoffe, mein deutscher Freund wird mit meinem Crunch-Artikel zufrieden sein. Kein »Jude« wird erwähnt. Doch dann kann ich ihn aus den Tiefen des Cyberlandes aufschreien hören: Musstest du unbedingt »schwarz« erwähnen?

Ich lasse ihn schreien. Ich schlendere träge durch die Straßen, fröhlich rauchend, und weiß, dass mich Den Haag nicht kriegen wird. Niemals.

Kurze Anmerkung: Im vergangenen Jahr habe ich 40 Kilo abgenommen und bin sogar meinen Diabetes losgeworden. Höchste Zeit, dass Sie, Sie bildschirmsüchtige Kreaturen ohne Stall, sofort Ihre Geräte abschalten und auf der Stelle rausgehen, um einen Powerwalk zu absolvieren! (Wenn Ihnen dabei ein »reicher« Raucher über den Weg läuft, vergessen Sie nicht, mich zu grüßen!)

Meine Verwandlung in einen Deutschen

Ich stehe heute hier vor Ihnen und sage ganz offen, direkt und geradeheraus: Es ist beängstigend.

Ja, das ist es.

Beängstigend ist, wie ich betonen möchte, eigentlich noch der mildeste Ausdruck, den man in diesem Augenblick verwenden könnte. Die wahre, noch direktere Beschreibung wäre »welterschütternd«.

Möchten Sie wissen, weshalb ich so geschockt bin?

Gut, ich verrate es Ihnen.

Ich bin jetzt seit einigen Wochen in Deutschland und stelle plötzlich fest, dass ich mich komplett verändert habe. Ja, wirklich.

Zum Beispiel gehe ich inzwischen nicht mehr bei Rot über die Straße. Wenn ich auf einer dieser verlassenen Straßen irgendwo in einem abgelegenen Schwarzwalddorf, wo bis Norwegen kein Auto auszumachen ist, eine rote Ampel vor mir sehe, dann mache ich keinen Schritt auf die Straße, bevor nicht der Ampelmann grün aufleuchtet.

Wäre das alles und hätte sich ansonsten nichts bei mir verändert, wäre das in Ordnung. Doch leider ist das nur der Anfang meiner Persönlichkeitsveränderung.

Während ich so an der Ampel stehe und warte, wie ein frommer Katholik auf eine Marienerscheinung, überkommen mich tiefgreifende intellektuelle Ängste.

Soll ich sie mit Ihnen teilen?

Gut, warum nicht.

Sie werden es vielleicht nicht glauben, aber an genau dieser Kreuzung, ohne jede Spur eines Autos, kann ich nicht umhin, an die Schönheit der deutschen Flagge zu denken. Ja. Ganz genau. Und dann erwarte ich, wie die meisten Deutschen, sehnlich den Beginn der nächsten Weltmeisterschaft, wenn meine Brüder und ich unsere Flagge immer und überall mit uns tragen dürfen.

Nein, es geht nicht nur darum, die Flagge zu tragen; es geht um viel mehr.

Weil ich immer noch darauf warte, dass die Ampel grün wird, sehe ich auf meine Schuhe hinab und beschließe sofort, mir ein Paar dieser Turnschuhe in Deutschlandfarben zu besorgen. Das wäre schön, oder?

Die Ampel ist immer noch nicht umgesprungen, und ich denke weiter nach. Ich sollte außerdem, sage ich zu mir selbst, diese tollen, mit Flaggen bedruckten Sportsachen haben, die ich vor ein paar Tagen im Internet entdeckt habe.

Wenn ich in New York so lange an einer nicht befahrenen Straße stünde, würde mich der Polizeipräsident persönlich festnehmen, weil er mich für einen behinderten Terroristen halten würde.

Hier nicht.

Gott sei Dank bin ich in Deutschland: ein freier Mann.

Interessanterweise werde ich immer deutscher, je länger ich an der Ampel warte – und schon bald, wer weiß, werde ich wütend werden, wenn irgendein ignoranter Ausländer versucht, etwas Deutsches zu »verallgemeinern«.

Doch heute Morgen, ich verrate es Ihnen, habe ich ein Exemplar der *Bild*-Zeitung gekauft.

Ja.

Wie fast alle der derzeit mehr als 80 Millionen Deutschen schwöre ich bei allem, was mir heilig ist, dass ich die *Bild* noch nie gelesen habe und es niemals tun werde. Und genau wie sie, zumindest wie täglich 14 Millionen von ihnen, finde ich dann aus irgendeinem Grund ein Exemplar der *Bild* in meiner Tasche.

Wie Sie bestimmt schon bemerkt haben, bin ich inzwischen fast vollständig konvertiert.

Die Ampel ist noch nicht umgesprungen, also hole ich die erfrischend neue *Bild*-Zeitung aus meiner Tasche.

Niemand ist in der Nähe, und ich bin schon ganz aufgeregt. Ich kann es kaum erwarten, das 18,4-jährige nackte Mädchen auf der Titelseite der *Bild* anzusehen.

Doch zu meiner großen Enttäuschung ist auf der Titelseite nur ein Foto des 184-jährigen Papstes abgedruckt.

Ja. Ausgerechnet in dem Moment, in dem ich deutsch werde, verwandelt sich Kai Diekmann in einen puritanischen Amerikaner.

Was für eine schreckliche Welt.

Aber lassen wir Kai beiseite und reden wir weiter über mich.

Wo war ich stehen geblieben?

Genau, meine Verwandlung in einen Deutschen.

Unter uns, ich habe keine Ahnung, wo diese Sache mit dem neuen Ich hinführen wird. Höchstwahrscheinlich werde ich, wenn alles wie geplant läuft, bald perfekt Deutsch sprechen, vielleicht sogar Plattdeutsch, und sehr schnell werde ich mich noch typischer deutsch verhalten: Ich werde an jedem Sonntag an Demonstrationen für die Freiheit Palästinas teilnehmen, jeden Montag bis spät in die Nacht unermüdlich obskure Fragen im Zusammenhang mit dem Ursprung der Windmühlen diskutieren, jeden Dienstag, Mittwoch und Donnerstag leidenschaftlich einen gewissen Jakob Augstein verteidigen, jeden Freitag Bio-Bier trinken und jeden Samstag Nachmittag meine Empörung über die Ermordung der unschuldigen Indianer durch die rücksichtslosen Amerikaner zum Ausdruck bringen.

Das ist wirklich perfekt, denn all das wird sehr gut zu meiner neuen Traumunterwäsche passen.

Habe ich Ihnen schon von meiner Traumunterwäsche erzählt?

Na ja, vielleicht ist das ein zu intimes Thema, um in aller Öffentlichkeit darüber zu sprechen.

Aber ganz egal, welche Unterwäsche ich trage, ich sollte natürlich gut darin aussehen.

Doch um das zu erreichen, brauche ich erstklassige Muskeln, solche, die zu den hinreißenden Farben meiner stolzen Flagge passen.

Dieses wunderschöne Bild von mir und der Flagge stellt mich vor ein enormes Problem, nämlich: Wie kann ich es schaffen, meine Muskeln in Form zu bringen?

Ich habe keine Ahnung.

Ich meine, ich weiß, dass ich Muskeln habe, irgendwo in meinem Körper versteckt, aber ich bin mir nicht sicher, wo und welche.

Ich brauche Hilfe. Dringend.

Doch niemand rettet mich.

Und plötzlich dämmert es mir: Ich bin noch nicht vollständig typisch deutsch, weil ich noch zu keinem Verein gehöre.

Jeder lebende Deutsche ist Mitglied in einem Verein: einer evangelischen Stiftung, einer katholischen Organisation, einer anarchistischen Gesellschaft, einem Klub für kleine Schnurrbärte, einer antikapitalistischen Investmentfirma, einem ultra-atheistischen Gebetskreis … Was auch immer. Und ich? Ich bin bloß ich. Mitglied keines Vereins.

Das muss sich ändern.

Und zwar sofort!

Die Ampel ist immer noch rot, und mich plagen zwei schreckliche Probleme: Ich habe keine Ahnung, wo meine Muskeln sind, und kein eingetragener Verein weiß, dass ich existiere.

Könnte es sein, schießt plötzlich und wie durch ein Wunder der Ansatz einer Lösung direkt vom Mars in mein krankhaft individualistisches Hirn, dass es irgendwo einen Muskelverein gibt? Wenn ja, würde das meine beiden dringendsten Probleme lösen: Ich würde endlich herausfinden, wo meine Muskeln sind und würde gleichzeitig zu einem eingetragenen Mitglied eines Vereins.

Wäre das nicht toll?

Es wird Tag und dann wieder Nacht, und mein iPhone erinnert mich, dass ich einer Einrichtung namens Kieser Training einen Besuch abstatten sollte.

Wenn das iPhone es sagt, wird es schon stimmen.

Ich rufe bei Kieser an.

Um exakt 14:02 Uhr am nächsten Montag wird meine Wenigkeit seine Muskelvereinsreise beginnen und endlich vollständig typisch deutsch sein.

Hoffentlich springt die Ampel bald um. Wenn nicht, rühr ich mich nicht vom Fleck.

Ich trainiere, bis ich so viele Puppen wie Berlusconi habe

Willkommen bei Kieser, wo ich bald Mitglied sein werde.

Was ist Ihr Ziel?, werde ich gefragt, sobald ich hereinkomme, und sofort bin ich verwirrt.

Ich weiß nicht, was ich erzählen soll, und ob ich überhaupt etwas erzählen soll, denn ich bin mir über meine Ziele nicht im Klaren.

Früher war es einfach. Viele viele Jahre lang war es mein Ziel, schwarz zu sein, doch dieser Tage, da ich mehr und mehr deutsch werde, habe ich keine schwarzen Träume mehr. Der Grund ist einfach: Je mehr Zeit ich in Deutschland verbringe, desto mehr wird mir klar, dass schwarz zu sein vielleicht »drüben« eine gute Idee sein mag, aber nicht hier. Ja, ich bin auf jeden Fall für einen schwarzen US-Präsidenten, aber einen schwarzen Kanzler halte ich für keine so gute Idee. Stellen Sie sich bloß mal Eddie Murphy im Bundestag vor, oh Gott! Wir sind europäisch, wir sind traditionsbewusst, und wir mögen geistig junggebliebene Anführer wie Ratzinger oder Berlusconi.

Ich für meinen Teil wäre, wenn ich ganz ehrlich sein darf, gerne Berlusconi.

Es wäre schön, ein paar Medienunternehmen zu besitzen, neben allem anderen, und jeden Nachmittag eine neue Puppe zu haben. Und vor allem dieser Puppen-Teil hat mich, das gebe ich zu, zu Kieser geführt: Puppen verlangen hervorragende Muskeln, und Kieser ist, so hört man, der Muskelmeister.

Doch darf ich so offen heraus zugeben, dass mein Ziel die Puppen sind? Nein. So ein Gedanke ist politisch sehr unkorrekt. Es sei denn, man ist schwul, und die Puppen, von denen man träumt, sind junge Burschen, was hier jedoch nicht der Fall ist.

Außerdem befindet sich die Kieser-Filiale, die ich heute besuche, in Hamburg, einer Stadt, deren Bewohner eine emotionale Bindung zu Bäumen und zur Elbe haben, aber nicht zu Puppen, männlichen oder weiblichen. Sie würden meinen Berlusconi-Traum gar nicht verstehen.

Was soll ich also erzählen?

Ich denke darüber nach und analysiere eilig jeden Aspekt der heiklen Lage, in der ich mich befinde. Dann beschließe ich, mein dringendstes Anliegen mit ihnen zu teilen. Ich frage sie: Werde ich schlauer, je mehr ich bei Kieser trainiere?

Zum Glück liebt man hier Intellektuelle. Mein Trainer bestätigt mir freudig erregt: Ja, ich kann schlauer werden, wenn ich meine Muskeln trainiere. Toll!

Und da ich jeden Tag typisch deutscher werde, könnte es in meinem Fall geschehen, dass ich bei ausreichend Muskeltraining zu einem deutschen Intellektuellen werde.

Das ist natürlich der feuchte Traum eines jeden Menschen.

Und so fange ich an zu trainieren.

Ob Sie es glauben oder nicht, der Weg zum deutschen Intellektuellen beginnt im Arsch. Ja. Die erste Übung besteht aus, wie man mir feierlich mitteilt, 90 Sekunden »Abduktion der kleinen und mittleren Gesäßmuskeln«.

Dann folgt eine Anweisung: »Ganz langsam, wie beim Sex.«

Ich bin mir nicht ganz sicher, was das bedeuten soll, aber nach dem »Sex« soll ich etwas machen, das »Streckung im Kniegelenk« genannt wird. Wenn ich meinen Trainer richtig verstehe, wird diese Übung meine Oberschenkelmuskulatur stärken, damit ich besser Neonazis treten kann.

Achim, ein Musiker, der neben mir trainiert, erzählt mir, er sei ein besserer Mensch geworden, seitdem er bei Kieser zu trainieren begonnen habe. Das bringt mich auf eine Idee: Wäre es nicht besser, die Nazis zu Kieser zu schicken, als dass ich sie trete?

Vermutlich.

Sie müssen zugeben: Ich werde bereits schlauer, und wenn ich noch ein paar Sitzungen bei Kieser absolviere, wird mein Ziel vielleicht sein, zu Frau Merkel zu werden.

Achim unterbricht meinen Gedankengang. »Ich habe jetzt mehr Selbstvertrauen und verhalte mich besser – ich sehe das Leben positiver und bin weniger gestresst«, lässt er mich wissen.

Wovon träumst du?

»Davon, am Strand aufzuwachen.«

Er braucht mehr Training. Genau wie ich.

Der nächste Schritt ist die Rückenflexionsmaschine,

die mir helfen wird, so sagt man mir, einen stärkeren Bauch zu bekommen.

Wie die erste Übung ist auch dies ein 90-Sekunden-Programm. Alle Muskeln, so lerne ich, sind nach 60 bis 90 Sekunden Training erschöpft.

Die Uhr tickt, und ich trainiere meine Brüste und die umliegenden Bereiche. Langsam, aber sicher trainiere ich mich hoch zu meinem Kopf, und zwar mit der Gehirnmaschine, die hier als G3-5 bekannt ist.

Ich kann meine Freude nicht verbergen!

So eine Gehirnmaschine findet man in normalen Fitnessstudios nicht, und sie ist unglaublich gut. Ein Gewicht drückt gegen den Hinterkopf und man bewegt den Kopf nach hinten, nach vorne und wieder nach hinten – ganz ähnlich wie beim Geschlechtsakt. Heute spüre ich, zum ersten Mal in meinem Leben, meinen Schädel. Seltsamerweise war mir nie bewusst, dass in meinem Schädel etwas enthalten ist. Aber Junge, dieser Schädel steckt voller guter Sachen! Und wenn man seine Schädelmuskeln trainiert, dann macht der Inhalt Luftsprünge vor Freude, und es macht Riesenspaß.

Mir jedenfalls.

Schamlos missachte ich die hier geltende 90-Sekunden-Regel und trainiere meinen Kopf mehr als fünf Minuten lang. Es ist himmlisch! Ich hätte nie gedacht, dass es so befriedigend sein kann, ein deutscher Intellektueller zu werden.

Ich hatte ja keine Ahnung.

Diese Übung, das möchte ich hinzufügen, ist vor allem für Menschen zu empfehlen, die sich selbst lieben und die absolut egozentrisch sind. Sollten Sie Journalist oder Schauspieler sein, dann schnell zu Kieser!

Ich werde schlauer, gar kein Zweifel, aber ich bin noch kein wirklicher Intellektueller, zumindest keiner von der deutschen Sorte. Dafür müsste ich umfassender deutsch sein, nicht nur auf die nördliche Weise. Also fahre ich nach Dresden.

Bei Kieser in Dresden ist mehr los als in Hamburg, und es ist viel schöner hier.

Wenn man die Treppen zum Trainingsraum in der oberen Etage hinaufsteigt, findet man alle paar Stufen ein Zitat, zum Beispiel: »Dank Kieser ist der innere Schweinehund 2× pro Woche besiegt!« Sie sehen, Kieser ist kein gewöhnliches Studio; hier muss man lesen können.

Der Trainingsraum ist recht schön. Durch ein Glasdach ist der blaue Himmel zu sehen, junge Trainer lächeln freundlich, und viele bürgerliche Dresdner trainieren hier ihre verschiedenen Muskeln. Ich lausche den Gewichten, die auf und ab bewegt werden. Der Klang des Metalls erinnert mich an die Getränkefabrik, die ich vor einer Weile besucht habe. Nur sind das hier Menschen und keine Dosen.

Ich beschäftige mich mit der Gehirnmaschine, denke über die Beziehung zwischen Sprudel und Intellektualität nach und schwöre mir, nie wieder amerikanische Kapitalisten zu unterstützen, indem ich zwei Euro für eine Flasche Cola Light bezahle, sondern nur noch die lokale, nicht kapitalistische Cola für nur drei Euro die Flasche zu kaufen.

Wenn Ihnen das nicht einleuchtet, sind Sie definitiv kein Intellektueller. Nachdem ich Kieser verlasse, gehe ich online, um ein paar intellektuelle Sportkolumnen zu lesen, genau wie diese hier, und das ermutigt mich sehr. Zum Beispiel lese ich einen wunderbaren Bericht über Rassismus im israelischen Fußball. Ja, es ist tatsächlich so: Wer Rassisten finden will, muss Deutschland verlassen und bis nach Israel fliegen.

Diese Kolumne widme ich meinem lieben Papa, Martin Walser.

Will ich dünn sein oder ein sexy Fettsack?

Nachdem ich jetzt bereits ziemlich viel abgenommen habe, stellt sich die Frage, was ich als Nächstes tun soll: Weiter abnehmen oder so bleiben, wie ich jetzt bin?

Mein Gewichtsverlust war sinnvoll. Ich bin meinen Diabetes und die erhöhten Cholesterinwerte losgeworden. Aber jetzt, da ich gesund bin, frage ich mich, ob es nicht besser wäre, das Fett zu behalten, das mir geblieben ist.

Ich weiß, dass heutzutage viele Menschen der Meinung sind, dünn sei schöner. Aber davon bin ich nicht vollkommen überzeugt. Madonna zum Beispiel ist dünn, aber würde ich sie heiraten wollen? Nein. Tom Cruise ist ebenfalls dünn, mehr oder weniger, aber würde ich gerne mal einen Abend mit ihm verbringen? Auf keinen Fall!

Mein aktuelles Dilemma hängt, offen gesagt, mehr mit dem Verstand als mit dem Körper zusammen.

Ich bin gerade nicht nur dabei abzunehmen, sondern werde zugleich auch immer deutscher. Ich werde, genauer gesagt, zum deutschen Intellektuellen. Diese interessante Veränderung an mir zu bemerken fällt nicht schwer, und jeder, der mich kennt, wird es bestätigen können.

Meine Verwandlung in einen kultivierten deutschen Intellektuellen, entschuldigen Sie meine Arroganz, findet in aller Öffentlichkeit statt. Ich verbringe meine Zeit damit, in exotisch dreckigen Berliner Bars Mineralwasser zu trinken, und umgebe mich mit jungen und kultivierten Studenten. Wir alle trauern der guten, alten, ruhmreichen Zeit der DDR hinterher. Wir vermissen diese Zeit schrecklich und gestehen einander unseren intimsten Wunsch, nämlich, diese Epoche wieder zum Leben zu erwecken.

Ja, ich weiß, dass das nicht viel Sinn ergibt, weil niemand von uns die DDR erlebt hat. Aber diese Nebensächlichkeit hält uns nicht davon ab, die guten alten Zeiten zu vermissen.

Wir folgen einer ganz eigenen Art von Logik, der Intellektuellenlogik. Fakten bedeuten uns nichts und werden es nie tun. Um sicherzugehen, dass uns niemand für Dummköpfe hält und infrage stellt, tragen wir schicke, coole Klamotten und äußern so laut wie möglich unsere Bewunderung für die einzigen funktionierenden Demokratien dieser Welt: Nordkorea, Kuba und Gaza.

Manchmal, wenn wir ein bisschen zu viel getrunken haben, verbringen wir einen Abend in einem der deutschen Theater, wo niemand außer uns versteht, was auf der Bühne geschieht. Das gibt uns das Gefühl, etwas ganz Besonderes zu sein.

Das ist alles schön und gut, und wir fühlen uns alle großartig.

Doch gestern Nacht, als kein Theater in der Nähe

war und die Kneipen schon geschlossen hatten, ist mir etwas aufgefallen: Mein intellektueller Status hängt direkt mit meinem Gewichtsverlust zusammen. Je dünner ich werde, desto mehr werde ich zum Intellektuellen.

An sich ist daran natürlich nichts auszusetzen, vielleicht ist es sogar gut so. Aber für mich ergibt sich daraus ein großes Problem. Wie jeder andere Intellektuelle auch, nehme ich mich sehr wichtig und liebe jedes Gramm von mir. Deshalb hasse ich es, mit anzusehen, wie diese Gramme dahinschmelzen.

Und das führt zu einem gewaltigen Konflikt, einer Zwickmühle: Je intellektueller ich werde, desto mehr liebe ich mich und desto mehr möchte ich sogar noch zunehmen, aber gleichzeitig werde ich immer intellektueller, je mehr ich abnehme. Die Komplexität dieses Konflikts liegt auf der Hand. Ich befürchte, dass selbst der UN-Sicherheitsrat ihn nicht lösen könnte.

Zugegeben, ich kann mit diesem Konflikt leben – das ganze Leben ist schließlich ein einziges großes Paradox –, aber das Traurige an dieser Geschichte ist, dass ein noch viel größeres Problem in mir heranwächst. Mir wird langsam klar, dass meine Zufriedenheit mit meinem Gewichtsverlust abnimmt. Das heißt, ich bin heute weniger glücklich als früher.

Klar, natürlich sollte ich mich damit abfinden, meine Zufriedenheit für die Schönheit zu opfern; cool auszusehen ist für jeden Intellektuellen meines Standes von größter Wichtigkeit, ich sollte mich nicht beklagen. Und doch wüsste mein sich ständig weiterentwickelnder Intellektuellenverstand nur zu gerne, welcher Idiot entschieden hat, dass cool und schön zu sein weniger Gewicht erfordert.

Die Indizienlage ist eindeutig: Die Körper dicker Menschen sind weicher, viel elastischer und wesentlich runder. Könnten nicht diese Eigenschaften als höchste Stufe der menschlichen Schönheit und als extrem sexy gelten?

Wieso denn nicht?

Je länger ich mich mit dieser komplexen Frage beschäftige, desto mehr denke ich ganz grundsätzlich über fette und dünne Menschen nach. Ich sehe mich um und vergleiche die Personen, die ich kenne, ich bewerte ihr Gewicht und ihren Verstand und prüfe genau, ob es einen Zusammenhang zwischen diesen Eigenschaften geben könnte. Ich denke an alle, die ich kenne oder je gekannt habe, von meiner Geburt bis heute, und gelange zu einer erstaunlichen Erkenntnis, durch die ich ganz bestimmt zum perfekten Kandidaten für den nächsten Friedensnobelpreis werde.

Ob Sie es glauben oder nicht: Es ist wissenschaftlich nachweisbar und über jeden Zweifel erhaben, dass dünne Menschen meist linksgerichtet sind und sich sehr für Menschenrechte interessieren. Sie sind für die Hamas, fanatisch umweltbewusst und streng anti-amerikanisch. Die dickeren Menschen interessieren sich dagegen für ihr Recht zu essen, sind streng dafür, ihr Leben zu genießen, wissen nicht einmal, was Hamas ist, nutzen die Umwelt, wie es ihnen gefällt, unterstützen Israel standhaft und wünschen sich von Herzen Präsident George Bush zurück.

Ich forsche weiter, bis das intensive Studium des Datenbestands eine weitere verblüffende Entdeckung erkennen lässt: Dicke lachen mehr, Dünne beklagen sich. Wenn Sie zwei Kühe pro Tag essen, werden Sie mit größerer Wahrscheinlichkeit besser gelaunt sein, als wenn Sie in 24 Stunden nur zwei Teller Salat zu sich nehmen. Außerdem haben meine Nachforschungen ergeben, dass Sie, wenn Sie am Tag nur zwei Salate essen, mit 89-prozentiger Wahrscheinlichkeit noch vor dem Abend auf die Straße gehen und für die Menschenrechte der Palästinenser demonstrieren werden.

Als ich nach Abschluss meiner Untersuchungen allein in meinem Arbeitszimmer sitze und rauche, kann ich spüren, wie mich die Wände ansehen und die Frage in den Raum stellen: Was willst du wirklich sein, Tuvia, ein dünner Menschenrechtsaktivist oder ein sexy Fettsack?

Ich skilanglaufe schneller als eine Ameise

Wussten Sie, dass 42 Prozent der Österreicher der Meinung sind, unter Hitler sei nicht alles schlecht gewesen? Oder dass nur 12 Prozent glauben, die Verfolgung von Juden sei 2013 undenkbar?

Ich wusste es nicht, aber genau das behauptet eine der verlässlichsten Zeitungen Österreichs. Für mich ist das, wenn ich Ihnen etwas Persönliches verraten darf, die schlimmste Nachricht meines Lebens, denn sie könnte das Ende meines Skitraumes bedeuten.

Ja, genau. Ich gebe es offen zu: Ich kann nicht Ski fahren. Punkt. Aber ich war immer schon der Meinung, dass Skifahren die schönste, erfrischendste und romantischste aller Sportarten ist, und ich wollte immer der beste Skifahrer der Welt sein. Vor Kurzem erzählte mir ein Freund von einem tollen Ort in Tirol, dem Fünf-Sterne Superior Interalpen Hotel. Er sagte, man könnte mich dort zu einem Skimeister machen. Weil ich mich schon immer für einen echten Tiroler gehalten habe, plante ich natürlich sofort, im Frühjahr 2014 einen Aufenthalt dort in meinen vollen Terminkalender zu quetschen, um noch an den Olympischen Winterspielen teilnehmen zu können.

Doch jetzt gestaltet sich das Ganze plötzlich schwieriger als erwartet. Aus ganz persönlichen Gründen, die ich nicht öffentlich ausbreiten möchte, widerstrebt es mir, den Rest meines Lebens in Konzentrationslagern zu verbringen.

Was soll ich also tun?

Ich lese die Zeitung ein zweites Mal, um sicherzugehen, dass mir meine Augen keinen Streich gespielt haben. Mir fällt auf, dass ich ein Detail des Berichts übersehen habe: 61 Prozent der Befragten sagen, dass sie sich einen »starken Mann« an der Spitze Österreichs wünschen.

Wow! Das ist meine Chance: Wenn ich Ski-Weltmeister werde, wählen sie vielleicht mich zu ihrem Anführer.

Ohne auch nur eine Sekunde weiter nachzudenken, fliege ich auf der Stelle nach Tirol.

Ich verbringe die Nacht im Fünf-Sterne-Superior-Hotel, stehe am nächsten Morgen früh auf und werde von Tom begrüßt, einem der Skilehrer des Hotels.

Auf dem Programm steht heute: Skilanglauf. Ich habe keine Ahnung, was Langlauf bedeutet, aber in Sachen Skifahren habe ich volles Vertrauen in die Österreicher.

Bevor es losgeht, werde ich mit seltsamen Schuhen ausgestattet. Ich trage schöne Schuhe, aber Tom sagt, ich müsse Langlaufschuhe anziehen.

Es ist offensichtlich gar nicht so einfach, ein starker Anführer zu werden.

Dann gibt er mir noch zwei richtig unförmige Skier, und wir brechen auf ins Skigebiet.

Ich gehe drei Sekunden lang wie ein ganz normaler

Behinderter, doch Tom sagt, dass ich das toll mache, und verkündet: »Wir haben die erste Stufe geschafft.« Und ich denke: Wenn die Österreicher das hier toll finden, dann weiß Gott, was mit »starker Mann« gemeint sein könnte.

Wir gehen über zur »zweiten Stufe«, wieder ungefähr drei Sekunden lang, und ich überlebe auch das. Das Sudetenland gehört mir!

Weiter geht's mit Stufe drei, was in meinem Fall bedeutet, dort Ski zu fahren, wo alle anderen starten. Ich mache den ersten Schritt und stürze so schnell, dass ich es ins Guinness-Buch der Rekorde schaffen könnte.

Fragen Sie mich nicht, wie ich es schaffe, so ein Schlemihl zu sein.

Doch ich stehe auf und versuche es weiter. Ich muss es schaffen; Paris ist noch nicht erobert.

Während ich weiter langlaufe, schneller als eine Ameise, kommt mir ein interessanter Gedanke: Wenn ich meinem Körper erlaube, auf Automatik zu schalten, so wie er von Natur aus programmiert ist, wird er wissen, wie er sich bewegen muss und perfekt berechnen, wie das Gleichgewicht zu halten ist. Der einzige Grund, warum mein Körper das nicht tut, ist, dass ich ihm nicht erlaube, auf natürliche Weise zu arbeiten. Nur meine Angst, wird mir klar, hält meinen Körper davon ab zu funktionieren.

Tom sieht das genauso.

Und ich weiß: Wenn ich meiner Angst nachgebe, werde ich Stalingrad nie erreichen.

Dieser Interessenskonflikt zwischen dem natürlichen Mechanismus des Körpers und der Angst, die dagegenarbeitet, lässt mich erstarren – und ich stürze.

Ich muss meine Ängste überwinden, sonst werde ich nie der »starke Mann«, den Österreich so dringend benötigt.

Was soll ich tun?

In Deutschland, Österreichs Papa, habe ich gelernt, was Konsensbildung heißt. Damit ist im Grunde gemeint: Lasst es uns gemeinsam machen. Dieses Konzept wende ich jetzt an. Ich stütze mich auf Tom, und wir fahren gemeinsam Ski.

Eine Zeit lang funktioniert das, aber nicht ewig. Sie müssen wissen: Ich fahre vielleicht wie eine Ameise Ski, aber ich wiege ein bisschen mehr.

Und Tom fragt mich, ob ich ins Hotel zurückkehren möchte.

Nein! Ich bin ein starker Anführer, und ich bestehe darauf, dass wir weiter Ski fahren.

Tom tut mir den Gefallen, und wir schlendern weiter, einzeln und gemeinsam, und genießen das tolle Bergpanorama. Tom erzählt mir, die Tiroler Berge seien das Resultat von Verschiebungen des afrikanischen Kontinents.

Ja: Ohne Afrika gäbe es kein Tirol!

Ich liebe es, beim Sport etwas zu lernen, und wir gehen immer weiter, philosophieren über dieses und jenes und versuchen dabei, gewisse Menschen zu ignorieren, die mich anschreien: »Sie machen die Loipe kaputt!«, »Vorsicht!«, »Hey!« Tom mag diese Menschen auch nicht sonderlich. Er weist mich darauf hin, sie seien allesamt Deutsche und hielten sich für die Herren des Landes. Außerdem, sagt er, hätten sie keinen Spaß am Skifahren, weil sie ständig gestresst seien.

Wir fahren Kilometer um Kilometer, ohne dass ich

stürze. Tom redet weiter von den arroganten Deutschen und den tollen Österreichern, die natürlich ganz großartige Menschen seien, und dann erzählt er mir, die Bewohner der Berge seien sehr freundlich, sie liebten alle Fremden und seien zudem ein bisschen antisemitisch eingestellt.

Tom ist schlau: Er weiß, dass ich, solange ich ihm zuhöre, nicht dazu komme, an meine Angst zu denken. Ich stürze nicht, ich stütze mich nicht bei ihm auf, und wir sind beide glücklich.

»In Indien habe ich ein paar Israelis getroffen«, sagt Tom jetzt, »und die haben sich wie die Herrscher aufgeführt. Die Israelis sind wie die Deutschen in Österreich.«

Wir müssen beide herzlich lachen, als wir uns vorzustellen versuchen, wen dieser Vergleich mehr beleidigen würde, die Israelis oder die Deutschen.

Jetzt führt die Loipe ein wenig bergab. Tom stützt mich, und wir gleiten gemeinsam hinab. Wunderbar!

Und Tom sagt: »Ein israelisches Ehepaar kommt dreimal im Jahr in unser Hotel, und sie sind die einzigen, die zehn Prozent Rabatt auf die Spa-Behandlung bekommen.«

Wie kommt das?

»Das heißt es doch über die Juden, oder? Die können mit Geld umgehen, sind Banker und haben immer ihre Rechenmaschine dabei.«

Sport und Politik ist eine gute Kombination, und so schaffe ich weitere drei Kilometer.

Sicher bin ich jetzt bereit für normales Skifahren.

Und am nächsten Tag treffe ich Hansi. Er lässt mich diese richtig schweren Skischuhe anziehen, die das

Doppelte meines Körpergewichts wiegen, und wir fahren in die Berge hinauf.

Ich sehe mir den Schnee und die Piste an und bin mir sicher, dass ich heute mindestens zehnmal stürzen werde.

Und plötzlich sagt Hansi, Gott habe bei der Schöpfung der Welt mit Tirol angefangen.

Vergiss die Afrikaner.

Hansi versucht mir beizubringen, mit meinen neuen Schuhen und Skiern auf dem Eis zu gehen. Ich mache einen Schritt vor und rutsche zwei zurück. Er versucht es wieder und wieder – und ich rutsche jedes Mal wieder zurück. Kein Sturz, nur ein Schlittern. Er sagt, dass ich zuerst dieses Gehen im Schnee beherrschen müsse.

Ich kann Russland vor mir sehen und weiß, dass ich es jetzt erobern werde – oder in einem Bunker verbrenne.

Also übernehme ich das Kommando und beschließe, dass die Gehversuche im Schnee ein Ende haben. Ich muss Ski fahren! Ein starker Anführer wie ich lässt sich von niemandem sagen, was er zu tun hat, nicht von Hansi und nicht von Tom. Nie mehr.

Hansi tut mir den Gefallen. Er nennt mich bei meinem echten Namen, »Champion«, und wir fahren Ski, wie es mir mein Körper zeigt.

Die Ängste sind weg, das Frieren ist weg, die Geschichten sind weg.

Ich fahre Ski. Es geht hinab, immer und immer wieder.

Und ich, Österreichs neuester starker Anführer, stürze kein einziges Mal.

Kaiser Tuvia, der Eroberer Tirols

Letztes Jahr habe ich in Berlin zwei aus Sportjournalisten verschiedener Medien bestehenden Mannschaften beim Fußballspielen zugesehen. Interessanterweise stellten die brillantesten Vertreter ihres Fachs einen erstaunlichen Mangel an Talent zur Schau. Um es freundlich auszudrücken: Eine hinkende Katze könnte besser vor den Ball treten als sie alle zusammen.

Das ist natürlich nichts Neues, und wenn man genau hinsah, konnte man die Schamesträne in ihren Augen sehen. Aber eigentlich, das muss man fairerweise sagen, hätten sie es gar nicht so schwernehmen brauchen. An Sportjournalisten sollte man schließlich keine höheren Ansprüche stellen als an die Kulturkritiker dieser Zeit. Es ist zum Beispiel bekannt, dass heutzutage die bekanntesten Theaterkritiker selbst nichts anderes als gescheiterte Künstler sind, dass die schlauesten Literaturkritiker keine zwei Sätze logisch aneinanderfügen können und dass die berühmtesten Filmkritiker chronisch farbenblind sind. Ganz zu schweigen von den fußlahmen Tanzkritikern und den grottenhässlichen Sex-Kolumnisten.

All das wusste ich bereits, bevor ich mich auf diese Kolumne einließ, und genau deshalb habe ich mich dazu entschieden.

Ich werde Menschen beim Schwitzen zusehen, habe ich mir gesagt, und ganz genau den Geruch beschreiben, den sie dabei aussondern. Klingt brillant, finden Sie nicht?

Doch dann geschah etwas Seltsames: Als ich Menschen beim Fitnesstraining zusah, bemerkte ich, wie süchtig Fitness macht. Ja, Fitness macht sehr, sehr süchtig. Hat man einmal angefangen, fällt es schwer, wieder aufzuhören. Vor allem, wenn man auf eine ganz besondere Form von Fitness stößt – zum Beispiel: im Tiefschnee herumlaufen.

Sie glauben vielleicht, ich habe den Verstand verloren, aber nein. Jedenfalls noch nicht.

Durch die wissenschaftlich nachgewiesene Erderwärmung, unter der unser Planet leidet, ist es dort, wo ich gerade bin, eiskalt: im Kaiserwinkl, Tirol. Ich verstehe zwar nicht ganz, warum, aber die schneebedeckten Berge um mich herum bringen mich dazu, das Ganze zu beschönigen, und ich lasse mich von der magischen Schönheit, der ich gegenüberstehe, komplett verzaubern.

Ein einheimischer Tiroler namens Markus, der jede Art von Skiern verkauft und vermietet, erzählt mir von seinen als Bauern lebenden Vorfahren, die Spezialschuhe für das Wandern im Tiefschnee erfunden haben. Das Vieh, erzählt er mir, musste versorgt werden, egal bei welchem Wetter, und die Bauern mussten Lebensmittel heranschaffen, wo auch immer es sie gab. Doch auf der Suche nach Nahrung große Strecken im Schnee zu laufen, verlangte nach besonderer Ausrüstung, unter anderem Spezialschuhe. Also haben sie genau solche Schuhe erfunden.

Ach bitte, könnte ich diese Schuhe einmal ausprobieren?, frage ich ihn.

Markus versteht meine Begeisterung und leiht mir lächelnd seine Schneeschuhe.

Es überrascht nicht sonderlich, dass es einen eigenen Begriff für diese sportliche Betätigung gibt: »Schneeschuhwandern«.

Ich ziehe diese seltsamen Schuhe an, die wie sehr breite und sehr kurze Skier geformt sind und über meine eigenen Schuhe passen. Dann stecke ich meine Füße in den Schnee.

Welch' Schönheit!

Ich wandere hierhin und dorthin und stelle mir vor, ich wäre der Eroberer dieser endlosen Berge, die teils großartige, poetische Namen tragen wie »Wilder Kaiser« und »Zahmer Kaiser«, und mein Herz singt im Rhythmus meiner Schritte. Ein wunderbares Erlebnis!

Es schneit weiter, während ich an diesem kalten Erderwärmungstag im Kaiserwinkl die Berge hoch und runter wandere, und schon bald male ich mir aus, mein Name wäre Kaiser Tuvia. Vielleicht würde man sogar einen dieser Berge nach mir benennen: »Tuviaberg« beispielsweise. Bescheiden, wie ich bin, mag ich es simpel und klar.

Liebevoll wende ich mich dem Berg zu und frage ihn, ob ihm der Name gefällt; er sagt Ja, und der Wind bläst mir freundlich zustimmend ins Gesicht.

Welch' Freude!

Zwischen dem Schnee, dem Tuviaberg und mir besteht eine tiefgehende Verbundenheit, und plötzlich packt mich der Neid. Wieso, frage ich den Berg, wurde ich nicht zu Lebzeiten von Markus' Vorfahren geboren?

Markus unterbricht meinen Gedankengang. Wir müssen eine Pause machen, sagt er, es ist Zeit für den traditionellen, stark alkoholhaltigen Jagertee.

Ich habe keine Ahnung, was das für ein Tee sein soll, aber ich liebe Traditionen, vor allem in Kombination mit Alkohol, also stelle ich keine Fragen, bis auf eine: Wie kommen wir hier, mitten im Nirgendwo, an Jagertee?

»In Günthers Gasthof.«

Während ich mich im Traum in die Zeit von Markus' Vorfahren versetze, komme ich schnell zu dem Schluss, dass Piraten jederzeit auftauchen können, und beschließe nachzufragen, wer dieser Günther ist, bevor ich mir sein Gebräu an die Lippen setze.

Ich ziehe meine Schneeschuhe aus und frage Günthers Mutter.

Sie sucht nach einer Frau für ihn, erzählt sie mir, mit »einem kleinen Bauch – damit sie nicht viel isst, mit großen Händen – damit sie viel arbeitet, und großen Taschen – für das Geld, das sie für ihn verwahren soll.«

Ist dieser Günther so ein Baby, dass seine Mama eine Frau für ihn finden muss?

Nein, sagt Günther. Es ist vielmehr so, erzählt er mir, dass er viele Frauen hat.

Wirklich? Und wer ist das?

»Deutsche und holländische Damen. Vielleicht habe

ich mit denen auch ein paar Kinder, aber wie viele, weiß ich nicht.«

Ich mag den Mann und bestelle sofort seinen Jagertee, der »nur 13 Prozent Alkohol« enthält, neben einigen anderen himmlischen Zutaten.

Günther liebt die Berge, und er liebt es, Tiroler zu sein. Doch seine Mutter, die keinen Jagertee trinkt, demaskiert ihn. »Mein Sohn ist Bayer«, verkündet sie.

Autsch …

Ich ziehe meine Schneeschuhe wieder an und wandere weiter durch die Berge. Dieser Sport, das kann ich Ihnen versichern, macht süchtiger als jeder andere, den Sie bisher ausprobiert haben. Man verliert Kalorien und gewinnt an Glück, diese Übung bereichert den Körper und den Geist. Man wird zu einem Teil der Natur, zum Bruder der Berge und des Schnees, während man sich in eine ganz neue Form des Daseins stürzt. Kein Wunder, dass die Einheimischen hier, Menschen, die tagein, tagaus mit den Bergen leben, im Laufe der Jahre faszinierend eigene Denkweisen entwickelt haben.

Christoph zum Beispiel.

Kennen Sie Christoph?

Christoph würde bei den Italienern gerne Wien gegen Südtirol eintauschen, erzählt er mir. »Lass die Italiener Wien bekommen und uns Südtirol zurückgeben«, sagt er.

Ich hätte so ein Szenario nie für möglich gehalten; Christoph schon.

Offensichtlich mag Christoph die Italiener nicht besonders. Was hält er von den Deutschen?

»Das sag ich nicht.«

Bitte!

»Die Deutschen sind immer gestresst. Sogar im Urlaub.«

Und die Wiener?

»Das sind die Schlimmsten.«

Soll ich ihn fragen, was er von Kritikern hält? Nein. Wer braucht schon Kritiker, wo es so viel Schönheit und Kreativität gibt?

Aber es wäre schön, wenn sie zum Tuviaberg kommen würden, um Fußball zu spielen. Das wäre eine Katastrophe, aus der sich ein Theaterstück, ein Bestseller im Hardcover, ein Film mit Rekordeinnahmen und eine fabelhafte Tanznummer machen ließe.

Finden Sie nicht auch?

Den letzten Gymnastikball sah ich in einem lesbischen Pornofilm

In letzter Zeit habe ich ein bisschen zugenommen, und ich habe keine Ahnung, wieso. Wie bisher tue ich immer noch alles, um abzunehmen – zum Beispiel steige ich jeden Morgen auf die Waage –, aber irgendwie mag mich die Waage nicht mehr.

Wie kann ich die Waage dazu bringen, mich wieder zu mögen?

Ich probiere verschiedene Dinge: Ich reinige sie, nehme sie in den Arm, spendiere ihr eine neue Batterie, ich stelle sie liebevoll auf dem Boden ab und bin sicher, dass sie im Gegenzug nett zu mir sein und mir sagen wird, wie dünn ich bin. Leider nein. Ich flehe meine Waage an, lächele sie an, bedrohe sie. Aber meine Waage lässt sich nicht beeindrucken. Mann, sagt sie, bist du schwer. Mir wird klar, dass ich es hier mit einer fanatischen Waage zu tun habe, höchstwahrscheinlich mit einem Mitglied der Republikanischen Partei, und ich beschließe, die Hilfe eines Personal Trainers in Anspruch zu nehmen, der mir beibringen wird, richtig auf der Waage zu stehen.

Ich sehe mich in dieser großen Stadt New York um,

teste jeden demokratischen Trainer und entscheide mich schließlich für Emanuela, eine in der Schweiz geborene New Yorkerin, die in ihrer eigenen Wohnung Trainingsstunden anbietet.

»Wieso sind Sie zu mir gekommen?«

Weil sie Schweizerin ist, muss ich ganz genau sein; ich kann ihr nicht einfach die Geschichte von der Waage erzählen. Also sage ich, so eindeutig wie möglich:

Aus zwei Gründen: A) Ich möchte schön, sexy, attraktiv aussehen. B) Ich möchte bei Bayern München Fußball spielen.

»Ich kann Sie gesünder machen.«

Aber ich will sexy sein --

»Sind Sie doch!«

Wirklich?

»Es gibt verschiedene Arten von sexy. Es kommt zum Beispiel darauf an, wie man seine Kleidung trägt ... Solche Dinge.«

Sie sucht nach den richtigen Worten und fügt dann hinzu: »Vielleicht finden Sie sich nicht sexy genug, wenn Sie in den Spiegel gucken --«

Nein, wenn ich in den Spiegel gucke, finde ich mich sehr sexy, aber ich weiß nicht, ob die anderen Menschen das auch so sehen --

»Wie alt sind Sie?«

17.

»In Ihrem Herzen!«

Seh ich nicht aus wie 17?

»Sie *reden* nicht wie ein 17-Jähriger.«

Rede ich wie ein Alter Knacker?

»Treiben Sie Späße mit mir?«

Niemals. Ich bin ein sehr ernster Mann. Werde ich je bei Bayern München spielen?

»Das dürfte viele Jahre dauern ...«

Wieso?

»Haben Sie schon einmal Sport getrieben?«

Ich trainiere meine Finger sehr ausgiebig, auf dem iPad und dem iPhone.

Emanuela wohnt in dem Teil von Manhattan, der als Hell's Kitchen bekannt ist. Ihre Wohnung wirkt nicht wie ein Fitnessstudio, aber sie hat ein paar interessant aussehende Geräte. Zum Beispiel ist da dieser »funktionelle Bewegungstester«, der aus einem Balken und einer Hürde mit Maßangabe besteht. Sie lässt mich ein paar Mal über die Hürde steigen, untersucht, wie sich meine Füße und mein Körper bewegen, und erklärt umgehend, dass ich unter einer »Asymmetrie« leide. Von diesem Leiden habe ich noch nie gehört. Ich brauche dringend eine genauere Erklärung.

Macht mich dieses Leiden blöd?

»Nein, überhaupt nicht.«

Wo liegt dann das Problem?

»Wir müssen den Kern Ihres Rumpfes angehen.«

Wieso habe ich dieses Problem?

»Sie sind es noch nie angegangen.«

Sie glauben also, ich bin so geboren?

»Nein, niemand wird so geboren.«

Könnte es sein, dass das ein »jüdisches Problem« ist?

»NEIN!«

Emanuela weist mich an, auf dem rechten Fuß zu stehen, das Bein einzuknicken und mich fünf Sekunden lang nicht zu rühren.

Ich stehe 27 Sekunden lang so still wie die Freiheitsstatue, während Emanuela meine Beine betrachtet und sagt:

»Sie haben schöne Beine!«

Wirklich?

»Wie eine Ballerina.«

Ich muss zugeben: Noch nie war jemand aus der Schweiz so nett zu mir.

»Jetzt müssen Sie Liegestütze machen. Haben Sie Schwierigkeiten mit dem Herzen?«

Ich habe ein weiches, liebevolles Herz.

»Sie sind ja süß!«

Nach ein paar Liegestützen befindet Emanuela, dass ich bereit für den »Medizinball« bin.

Was ist das denn?

»Sie stellen so viele Fragen. Sie sind ein deutscher Intellektueller!«

Wow. Das ist das größte Kompliment, das mir je jemand gemacht hat. Ich komme mir vor wie Günter Grass. Aber ich weiß immer noch nicht, was zum Teufel ein Medizinball ist.

Könnten Sie mir bitte »Medizinball« erklären?

»Das ist ein Ball mit verschiedenen Funktionen. Der, den ich gerade halte, wiegt 5,5 Kilo. Mit dem Medizinball trainiert man den gesamten Körper, indem man sich bewegt und den Ball als Gewicht benutzt. Man macht vor allem Kraftübungen damit. Der Ball ist wie eine Hantel, bloß rund, und man muss ihn anders halten. Außerdem macht es damit mehr Spaß.«

Und was nehmen Sie dafür?

»100 bis 150 Dollar die Stunde.«

Die Zeit verfliegt. Wir sind zwei bis drei Stunden beschäftigt, nicht nur eine.

Und dann taucht ihr Mann auf.

Wir unterhalten uns ein bisschen, und ich merke, dass ihn »die Mauer« sehr beunruhigt. Die Juden sind im letzten Jahrhundert nach Palästina gekommen, erzählt er mir, und seitdem behandeln sie die Palästinenser sehr schlecht. Und dann haben sie dort eine Mauer errichtet, die die Menschen voneinander trennt. Außerdem klärt er mich auf, dass die heiligen Schriften der Juden rassistisch seien.

Einen kurzen Augenblick lang denke ich, dass der Typ genauso ist wie ich: ein deutscher Intellektueller. Aber dann stellt sich heraus, dass ich völlig danebenlag; der Typ ist Jude. Und weil ich aus Erfahrung weiß, dass diese Art von Juden sehr empfindliche Seelen haben, lasse ich ihn weitererzählen, zum Beispiel, wie toll die Palästinenser sind. Wir verbringen eine weitere Stunde damit zu diskutieren, wie man die Situation der Palästinenser verbessern könnte, und Emanuela sagt, ich solle am nächsten Montag wiederkommen.

Schneller, als ich mir vorstellen konnte, ist es wieder Montag, und ich bin zurück bei Emanuela.

Ich fange mit einer Aufwärmübung an, die sie »Hampelmann rückwärts« nennt. Die wirkliche Intellektuelle hier ist eindeutig Emanuela. Man muss enorm intelligent sein, um sich so eine Beschreibung auszudenken. Und als wäre das nicht genug, lässt sie mich anschließend den »vierfüßigen Stein mit Tiefenaktivierung« machen. Das ist eine hochtrabende Bezeichnung für eine Stabilisierungsübung mit einem riesigen Gymnastikball. Zuletzt habe ich einen Gymnastikball in einem lesbischen Pornofilm gesehen, in dem zwei Damen sich bei Sexspielchen auf dem Ball vergnügten. Ich hätte nie gedacht, dass ich einmal so einen benutzen würde. Aber genau das tue ich jetzt, und ich liebe es, obwohl ich nicht lesbisch bin; jedenfalls noch nicht. Ich führe damit alle möglichen ausgefallenen Übungen durch. Meine Lieblingsübung: »Brücke auf Gymnastikball«. Das bedeutet: Ich liege rücklings auf dem Ball. Das trainiert den Hintern und steigert die sexuelle Leistungsfähigkeit – der Schweiz sei Dank. Bei Bayern München werde ich nächste Saison vielleicht nicht spielen, aber dafür werde ich hier von Minute zu Minute sexier.

Doch alles hat einmal ein Ende, und ich muss Emanuelas Wohnung verlassen. Ich laufe durch die Straßen von Hell's Kitchen, bis ich an Amy's Bakery vorbeikomme, einem der größten Wunder von Manhattan, das ich erst vor ein paar Wochen entdeckt habe.

Es ist ein offenes Geheimnis: Die Amerikaner können die schönsten Hochhäuser der Welt bauen, aber Brot und Kuchen backen können sie nicht. In diesem Land gibt es das schlechteste Brot, das sich je ein Mensch ausgedacht hat.

Bis Amy's auf der Bildfläche erschien.

Amy's ist eine der besten Bäckereien der Welt, deshalb ist es selbstverständlich, dass ich hineingehe und mir eine Auswahl von Broten, Kuchen und Keksen kaufe.

Es stimmt, ich weiß immer noch nicht, wieso ich zuletzt zugenommen habe. Aber ich weiß, dass der Schokoladenkuchen von Amy's sehr gut zu Vanilleeis passt.

Sport ist nur für Egoisten

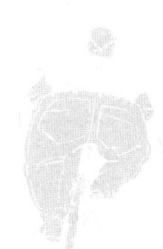

Ich weiß nicht, ob es Ihnen schon aufgefallen ist, aber Sport ist etwas sehr Egoistisches. Sport treiben Sie nicht des Kollektivs halber oder im Namen eines Glaubens; Sport treiben Sie für sich selbst. Beim Sport werden Sie von keiner tieferen Überzeugung angetrieben, Altruismus und große Ideen spielen dabei keine Rolle. Das ist ganz ähnlich wie beim Kapitalismus.

Und das Egoistischste in der Welt des Sports ist natürlich das Fitnessstudio. Dort gibt es nur ein Ziel: Sie selbst. Im Fitnessstudio kümmern Sie sich nur um eine Person, Sie beten nur ein Wesen an und schwitzen nur für einen einzigen Menschen: Sie selbst. Das Fitnessstudio ist der Ort, wo Ihr Körper auf dem Altar steht und der Boden sein unbestrittener Schrein ist.

Das ist alles schön und gut, aber ich finde, es ist an der Zeit, ein bisschen weniger narzisstisch zu sein. Der Sommer steht bevor, und ich weigere mich, mich von vier Wänden mit Gewichten, Metall und dem Gestank von Schweiß einsperren zu lassen. Da draußen wartet eine wunderschöne Welt auf uns, und ich möchte ein Teil davon sein.

Also gehe ich hinaus auf die Straßen von New York. Einfach so.

Die Sonne lacht mich an und schließt mich gleich in die Arme. Ich fühle mich wie im Himmel.

Ich gehe hierhin und dorthin, beobachte die zigtausend Touristen, die ein Jahresgehalt für eine ausgefallene Broadway Tour ausgeben, unterhalte mich mit einer New Yorker Lady, die mir die Brille von der Nase stibitzt und sie sich selbst aufsetzt, einfach so, und dann gehe ich zum Ground Zero. Ich weiß nicht, wieso.

Ich merke schnell, dass um Ground Zero herum ständig ein paar New Yorker versuchen, mir Geld abzunehmen. Es gibt sogar einen vorgeschlagenen Eintrittspreis am Eingang zu Ground Zero, aber da ich ein egoistischer Fitness-Mensch bin, lese ich die Summe nicht. Der Typ vor mir gibt 20 Dollar; ich gebe 50 Cent. Ich sehe mir die Leute an, die den Ort anstarren, an dem früher die Twin Towers standen, und mir fällt auf, dass sie sich ständig gegenseitig beim Starren fotografieren. Ich betrete den Ground Zero-Souvenirladen und setze eine NYPD-Baseballkappe auf, nur für den Fall, dass ich einmal Polizist sein möchte. Ich suche nach einem Spiegel, finde aber nur eine Spendenbüchse, die von den Nicht-Fitness-Käufern brav gefüllt wird; von mir nicht.

Ich laufe weiter durch die Straßen von New York, bis ich Midtown erreiche. Es beginnt zu regnen, ich betrete das Museum of Modern Art.

Dieses Museum verfügt über eine Sammlung von Gemälden, die intelligent, klug und wahnsinnig anspruchsvoll sind. Zum Beispiel ein Bild in Blau mit drei Buchstaben darauf: OOF. Das muss mindestens 89 Millionen Dollar wert sein. In der Nähe von OOF hängen drei weitere Leinwände: Bilder sind darauf nicht zu erkennen, nur Linien an den Rändern. Die müssen 260 Milliarden wert sein. Mindestens! Ich gehe weiter und stoße auf ein weiteres Bild für viele Millionen, ein rotes Gemälde, auf dem nichts zu sehen ist außer der Farbe Rot. Ich bin froh: Ich verbrenne Kalorien, während ich an den originellsten Kunstwerken vorbeilaufe, die die menschliche Fantasie je hervorgebracht hat!

Das schlägt jedes Fitnessstudio. Locker.

Neben mir setzen sich drei Menschen, um die Nichts-Außer-Rot-Kunst zu betrachten. Sie sehen sich wieder und wieder und wieder das Bild an. Sie können gar nicht mehr aufhören, dieses Nichts zu bewundern.

Ich gehe zu den Museumsaufsehern, Menschen, die jeden Tag ihres Lebens mit diesen Gemälden verbringen, und bitte sie, mir den tieferen Sinn der ungemalten Gemälde zu verraten. Sie sehen mich an und fangen an zu lachen. »Meinen Sie, ich wär' hier, wenn ich nicht dafür bezahlt würde?«, sagt der dickste der Aufseher zu mir.

Ich laufe weiter durch die Straßen, bis ich ein Uhrengeschäft erreiche. Darin finden sich die heißesten Frauen, die Sie sich ausmalen könnten, jede in den herrlichsten Hidschab gekleidet, den sich Ihre Libido erträumen könnte. Wunderschön! Wir sind in dieser Stadt so politisch korrekt, dass mir das Herz aufgeht.

Ich gehe weiter.

Ich komme an einer Fahrradausleihstation vorbei.

New York wagt zurzeit ein neues Experiment: Es versucht, Hamburg zu sein. Ja, doch, doch. Normalerweise ahmen die Deutschen die Amerikaner nach – Jazz, Rock, Rap, Big Mac –, doch manchmal läuft es auch andersherum. Wir haben hier einen Oberbürgermeister, ein superreicher Kerl namens Michael Bloomberg, der will, dass wir – die einfachen Leute, die ohne die Führung seiner Lordschaft nicht lebensfähig sind – gesund werden. Michael hat bereits angeordnet, dass wir auf dem Times Square nicht mehr rauchen dürfen, er hat versucht, den Verkauf von großen Limobechern zu verbieten, und jetzt will er, dass wir Fahrrad fahren.

Bei Citi Bike, so der offizielle Name des neuen New Yorker Fahrradleihsystems, kann jeder mit einer Magnetkarte ein Fahrrad mieten, für den winzigen Betrag von 9,95 Dollar pro 24 Stunden. Was man wissen muss: Das Rad muss nach spätestens 30 Minuten wieder abgegeben werden. Sollten Sie zu den Naivlingen gehören, die glauben, 24 Stunden bedeuten 24 Stunden, müssen Sie mit einer Geldstrafe in Höhe von 300 Dollar pro Tag rechnen. Genial, oder?

Ich gehe um die Fahrräder herum, bestaune ihre blaue Schönheit, und treffe Amenda. Sie hat 95 Dollar für eine Jahreskarte bezahlt und dafür einen schönen elektrischen Schlüssel erhalten, mit dem sie an jeder Station der Stadt Fahrräder ausleihen können sollte. Sie hat den Schlüssel in das Schloss gesteckt, doch das Fahrrad lässt sich nicht bewegen. Ein Mann neben ihr versucht, ein ausgeliehenes Fahrrad zurückzugeben, bloß erkennt das komplexe Citi-Bike-System nicht, dass er das Fahrrad zurückgegeben hat. Das macht dann wohl 300 Dollar.

Mir kommt ein Gedanke: Wenn wir es nicht einmal schaffen, dass ein einfaches Fahrradleihsystem vernünftig funktioniert, wie kommen wir dann auf die Idee, wir könnten das Chaos in Afghanistan richten?

Aber wieso soll ich mir Gedanken machen? Ich mag Laufen, nicht Denken. Für mich ist jetzt Fitnesszeit, nicht Denkzeit. Ich gehe und gehe und gehe und kümmere mich um niemanden außer um mich selbst. Wie heißt es so schön: Man kann einen Mann aus dem Fitnessstudio holen, aber man kriegt das Fitnessstudio nicht aus dem Mann heraus. Wir sind egoistische Menschen, egal, wo wir trainieren.

Wenn Einstein mit Freud Fußball spielt

Wenn auf der Welt auch nur irgendetwas wahr ist, dann dies: Juden und Sport passen einfach nicht zusammen.

Sie könnten jetzt aufschreien, das sei politisch nicht korrekt, eine Verallgemeinerung, Rassismus, was auch immer Sie mögen, aber diese Wahrheit wird Ihrem Geschrei standhalten: Die Messis dieser Welt sind nicht jüdisch, ganz egal, wie man Judentum definiert. Und egal, wie dünn ein Jude auch sein mag, seine Chancen auf olympisches Gold im Laufen sind nicht höher als die einer saudischen Dame im Nikab.

Das sind Tatsachen. Doch die Juden wollen sie nicht akzeptieren. Fragen sie mich nicht, wieso.

Es ist Mitte Juli, ich bin in Israel, zur Eröffnungszeremonie der Makkabiade in Jerusalem. Was das ist? Das sind die Olympischen Spiele der Juden.

Stellen Sie sich vor, Albert Einstein spielt mit Sigmund Freud Fußball. Das kommt dem Ganzen schon sehr nahe. Und wenn Sie in der Lage sind, sich dieses Spiel vorzustellen, ohne zu lachen, sind Sie herzlich zur Makkabiade eingeladen.

Die Organisatoren sagen, die Türen schließen um

19.45 Uhr. Damit versprechen sie, dass die Zeremonie genau zu diesem Zeitpunkt beginnen wird.

Ich bin um exakt 19.44 Uhr da. Nur ist das hier nicht die Schweiz. Die Veranstaltung beginnt genau um 20.12 Uhr.

Ein Ansager, dessen Stimme aus Lautsprechern ertönt, die wie ein Helikopter im Tiefflug klingen, gibt sein Bestes, um die Stimmung der Zuschauer anzuheizen. Ich verstehe nur jedes dritte Wort, aber ich glaube, dass Einstein und Freud jede einzelne Silbe verstehen, und das reicht natürlich.

Gelegentlich kommen ganze Sätze bei mir an. Zum Beispiel: »Vielen Dank den tapferen Männern und Frauen, die unser Land verteidigen.«

Keine Ahnung, was das mit dieser Veranstaltung zu tun hat.

Der nächste Satz, den ich verstehe, ergibt mehr Sinn: »Mehr als 6000 jüdische Athleten aus 75 Staaten« nehmen an der Makkabiade teil.

Ich versuche, mich auf andere Geräusche als die von Helikoptern zu konzentrieren, indem ich mich mit einer Dame im Publikum unterhalte. Sie erzählt mir, sie komme aus New York und freue sich, hier dabei zu sein. Sie fragt, woher ich komme, weil sie meinen Akzent nicht verorten könne. »Ich war schon in jedem Land der Erde, bis auf eines, und ich kenne mich aus mit Akzenten«, sagt sie.

In welchem Land waren Sie denn noch nicht?, frage ich sie.

»Deutschland.«

Und wieso nicht?

»Da fahr ich nicht hin!«

Wieso nicht?

»Deutschland??«, fragt sie voller Verachtung. »Ohne mich!«

Was ist so schlimm an Deutschland?

Sie sieht mich an, als wolle sie sagen: »Sind Sie behindert?«

Ich will nicht ganz so blöd dastehen und sage: Meinen Sie, wegen dem, was damals im ...

»Was denn sonst!«

Ich nicke voller Verständnis.

»Also, wo kommen Sie her?«, will sie wissen.

Deutschland.

Jetzt ist ihr klar, wieso sie mich nicht verorten konnte: Ich bin ein deutscher Nazi.

Doch bevor ich diese New Yorkerin für all das um Vergebung bitten muss, was meine Eltern, Großeltern, Onkel, Tanten und alle anderen den sportlichen Juden des letzten Jahrhunderts angetan haben, betritt zum Glück eine weitere Ansagerin die Bühne, deren Stimme ein bisschen besser zu verstehen ist. Sie spricht nicht nur Englisch, sondern auch Hebräisch, und sie verkündet, dass Ministerpräsident Netanjahu und Staatspräsident Schimon Peres gleich das Stadion betreten werden. Sie bittet uns eindringlich, ihnen zu applaudieren.

Ihrer Bitte wird nicht vollständig nachgekommen.

Der Ministerpräsident zeigt sich, doch die Menschen sind nicht besonders enthusiastisch. Der Applaus ist freundlich. Von Begeisterung keine Spur.

Präsident Peres betritt das Stadion. Die Ansagerin bittet die Zuschauer, sich zu erheben, und das tun sie. Aber auch hier: keine echte Begeisterung.

Vielleicht hat es mit den jüdischen Fans zu tun, Geschöpfen, die sich nur für athletische Juden mit gewaltigen Muskeln begeistern können. Ich weiß es nicht.

7500 Delegierte aus vielen verschiedenen Ländern, erfahren wir, werden gleich hereinmarschieren. Wir warten. Und wenige Augenblicke später kommen sie tatsächlich. Jede Delegation wird von einem riesigen Ball in den Farben der Nationalflagge begleitet, auf den die Delegierten ziemlich stolz zu sein scheinen.

Da kommt zum Beispiel Argentinien. Die Mannschaft marschiert in einem Rhythmus, der einer hochkomplexen mathematischen Gleichung nachempfunden ist. Mit anderen Worten: in totalem Durcheinander. Sie hören auf zu marschieren, wann immer ihnen die Muse einflüstert, eine Tanznummer einzulegen. Dann posieren sie für Digitalfotos mit dem Ballon oder miteinander, und wenn sie weitermarschieren, entsteht im Kopf des Betrachters das Gefühl von sich entwickelndem Chaos.

Die meisten anderen Delegationen verhalten sich ähnlich, aber am schlimmsten sind die Kanadier. Die Kanadier sind übrigens auch die am schlechtesten Angezogenen hier, die Kubaner dagegen die am besten Angezogenen.

Man braucht kein Geld, um Geschmack zu haben.

Insgesamt wirkt das Ganze eher wie das Eintreffen der Verwandtschaft bei einer Hochzeit als eine Sportveranstaltung. Doch je mehr Delegationen das Stadion betreten, desto mehr wird die Bühne mit riesigen Ballons gefüllt, sodass unsere Blicke sich bald auf die Ballons richten und nicht mehr auf den chaotischen Marsch.

Im weiteren Verlauf des Abends werden die Lichter ausgeschaltet, man lässt die Ballons fliegen, der Klang wird besser und lauter, eine bunte Lichtshow beginnt – mit Feuerwerk und Laserstrahlen, Sänger tauchen auf der Bühne auf, dann Tänzer. Innerhalb von Minuten werden die Ballons über unseren Köpfen zur Hauptattraktion der Veranstaltung. Sie rühren unsere Herzen. Diese Menschen aus so vielen Ländern sind mit nur einem Ziel in dieses Land geflogen: Sie wollen einen jüdischen Sportwettkampf gewinnen.

Sie könnten jetzt sagen, das sei sinnlos, aber es ist unmöglich, davon nicht beeindruckt zu sein.

Eine weitere Sängerin betritt die Bühne, und mehr als 30000 Kehlen stimmen begeistert in ihr Lied ein: »*We have no one to lean on, except our father in heaven.*«

Selbst der größte Atheist der Welt wäre tief berührt, wenn er sie sehen und hören würde. Und wenn man sich die Menschen anschaut und sieht, wie emotional sie sind, staunt man über eine Sportveranstaltung, die so viele der Zuschauer zu Tränen rührt.

Auf den großen Leinwänden auf der Bühne sind herzliche Grüße zu sehen: Der amerikanische Präsident Obama und der britische Premierminister Cameron wünschen den Menschen hier das Beste. Und als Schimon Peres, der 90-jährige israelische Staatspräsident, das Publikum daran erinnert, dass die erste Makkabiade 1932 ausgetragen wurde, »als die Nazis den Himmel der Menschheit verdunkelten«, sieht man ihre gespitzten Ohren, man blickt in den Himmel über den Ballons hinauf und findet keine Worte für das, was man sieht.

Ja, schon wieder die Deutschen.

Ich glaube, hier hat niemand vergessen, was geschehen ist.

Als der Zweite Weltkrieg vorüber war, versammelten sich die, die nicht als Asche in den Krematorien geendet waren, in diesem Land, um ein neues Leben zu beginnen. Heute, ungefähr siebzig Jahre später, versammeln sich ihre Enkel am gleichen Ort, um gegeneinander anzutreten.

Das bringt mich auf einen Gedanken: Vielleicht marschieren sie nicht besonders ordentlich, vielleicht sind sie auch nicht die sportlichsten Menschen des Universums, aber in einer Disziplin, der allerwichtigsten, haben sie unbestritten die höchsten Medaillen verdient. Sie sind gegen den Tod angetreten und haben gewonnen. Bei keiner Olympiade hat man sich je getraut, diesen Wettkampf im Stadion zu zeigen, doch diese Menschen tun es.

Vielleicht könnte es ja sein, dass die Juden tatsächlich die besten Sportler der Welt sind.

Wenn sie meine blonden Haare sehen, schlachten sie mich ab

Auf diesem Planeten gibt es Menschen, die mich als »Tobi der Deutsche« kennen. Diesen Namen schätze ich sehr, und diese Identität öffnet mir viele Türen.

Heute zum Beispiel geht Tobi der Deutsche mit Dschibril dem Araber spazieren, einem Mann, der 17 Jahre in israelischen Gefängnissen verbracht hat und derzeit Präsident zweier Organisationen ist: des Palästinensischen Fußballverbandes und des Palästinensischen Olympischen Komitees.

Natürlich – Sie ahnen es vielleicht – steckt hinter so einem Namen meist mehr, als man zunächst erkennt.

Zunächst einmal ist Dschibril gar kein Fußballer. Dschibrils vollständiger Name lautet, falls Sie es noch nicht erraten haben, General Dschibril ar-Radschub. Er ist der ehemalige Sicherheitchef des palästinensischen Geheimdienstes und einer der gefürchtetsten Anführer in dieser Region. Warum beschäftigt sich der General mit Fußball? Na ja, Dschibril ist ein Spionagechef. So ganz lässt sich nie sagen, was Leute wie er tun, egal, wie sehr man sich bemüht. Und man weiß nie – auch wenn man sich noch so anstrengt –, was Leute wie er so tun.

Welche Gründe er auch haben mag, sein Posten passt mir. Er ist ein Fußballchef, und ich bin Sportjournalist – wir beide passen perfekt zueinander.

Heute Morgen zum Beispiel, als Dschibril entschied, zu Fuß von Ramallah nach Jericho zu gehen, fragte er mich, ob ich mitkommen wolle.

Inzwischen sind wir siamesische Zwillinge: Wo immer Dschibril hingeht, geht auch Tobi hin.

Ein Spaziergang mit Dschibril ist eine ganz besondere Erfahrung.

Wie jeder General auf dieser Welt ist Dschibril auf Schritt und Tritt von Sicherheitsleuten umgeben, jedoch tragen seine Sicherheitskräfte, wie man es bei einem gefürchteten Spionagechef erwartet, keine Sturmgewehre oder andere beeindruckende Metallgegenstände offen zur Schau. Nein. Sie haben vielmehr Wasser, Eis, Bananen, Datteln, Joghurt und andere ähnlich listige Waffen dabei. Wenn wir ein Wadi hinabgehen oder einen Berg erklimmen, stecken mir Sicherheitsleute Wasserflaschen, Kuchen, frisches Obst und leckere Eiscreme zu – und alles andere, wonach es mich beim Spazierengehen verlangt.

Während ich so abbeiße, schlecke und laufe, lasse ich mich von der Landschaft verzaubern. Die Wege führen in großen Schleifen durch Massen von weißbraunem Sand, enge und breite Straßen verstecken sich zwischen Hügeln und Bergen, und ständig pustet einem ein sanfter Wind ins feuchte Gesicht.

Wir gehen und gehen, aber die Straßen nehmen kein Ende. Unser Weg führt teilweise durch Israel, teilweise durch Palästina, teilweise über gemeinsame Straßen. Es ist schwer zu erkennen, wann wir das eine Land verlassen und das andere betreten. Ich dachte immer, dass die Staaten durch schwer bewachte Grenzübergänge voneinander getrennt sind, aber da lag ich offensichtlich falsch.

Denjenigen Menschen, die seit Jahrzehnten vom israelisch-palästinensischen Konflikt gehört und gelesen haben, muss das umstrittene Gebiet riesengroß erscheinen, größer vielleicht als Kanada. Doch wenn man mit Dschibril unterwegs ist, merkt man schnell, dass das Land nicht nur sehr klein ist, und damit meine ich Israel und Palästina, sondern auch, wie sehr die beiden Länder miteinander verbunden sind. Das Einzige, an dem sich erkennen lässt, in welchem Land man gerade ist, sind die Straßenschilder: Hier sind sie arabisch, dort hebräisch.

An einem Abschnitt unseres Spaziergangs beschließt Tobi ohne besonderen Grund, Dschibril zu verlassen und sich das Heilige Land auf eigene Faust anzusehen.

»Geh nicht allein dorthin«, warnt Dschibril aus Arabien Tobi aus Germanien sogleich. »Die sehen deine blonden Haare und schlachten dich ab!«

Wer sind »die«? Das frage ich besser nicht.

»Hast du unsere Flüchtlingslager gesehen?«, fragt der olympische Geher seinen arischen Seelenverwandten.

Nein, noch nicht. Aber ich würde sehr gerne.

»Nidal!«, ruft Dschibril einen der Eiscreme-Schlecker herbei. »Sorg dafür, dass der Deutsche sich ein Flüchtlingslager ansehen kann.«

Nidal nickt gehorsam und bietet mir dann eine Banane an.

Erst die Banane, dann die Flüchtlinge.

Ich kann Ihnen verraten, Bananen aus Palästina sind süßer als Honig. Nur Allah weiß, wie sie das schaffen.

Nach einer Stunde oder zwei – hier zählt niemand die Stunden –, erreichen wir eine Kreuzung, und Dschibril fragt mich: »Möchtest du rechts abbiegen, nach Jericho, oder sollen wir noch ein paar Stunden weitergehen?«

Wie viele Stunden?

»Bis Mitternacht oder, wenn es dir lieber ist, bis zwei Uhr morgens. Ich bin mit allem einverstanden.«

Ich finde, es wird Zeit, dass wir uns Jericho ansehen. Ich habe gehört, das sei die älteste Stadt der Welt. Ist das wahr?

»Das sagt man, ja.«

Und wie alt genau?

»Zehntausend Jahre alt.«

Wir sollten dorthin.

»Wie du willst.«

Wir biegen rechts ab, nach Jericho.

Neben Dschibril steht ein junger Mann, der ebenfalls Dschibril heißt. Dschibril der Ältere legt Dschibril dem Jüngeren seine linke Hand auf den rechten Arm und sagt zu mir:

»Seine Mutter hat ihn nach mir benannt.«

Die Augen des jungen Dschibril leuchten vor Stolz.

Und dann hat General Dschibril eine brillante Idee:

»Von jetzt an ist dein Name Abu Ali.«

Vergnügt nehme ich das an.

Ungefähr eine Stunde später kommen Dschibril

und sein engster und neuester Freund, ich, Abu Ali, zu Hause an – in einem von Dschibrils Häusern, um genau zu sein.

Das Abendessen wird serviert.

Alles ist köstlich. Humus, Peperoni, frische Tomaten, frisches Fladenbrot, Rührei, Tee, Kaffee, Äpfel und jede Menge andere Leckereien.

»Iss, Abu Ali, iss«, fordert mich Dschibril auf.

Das tue ich.

Und zwar alles.

Nicht so Dschibril. Er isst nur Gemüse: Tomaten, Gurken, Zwiebeln, Rotkohl; die gesunden Sachen. Und Halva. »Ich brauche was Süßes, Abu Ali«, sagt er.

Ein älterer Mann spricht mich an. »Wissen Sie, was Abu Ali bedeutet?«, fragt er.

Sagen Sie es mir.

»Der Tapfere. Der Held.«

Passt perfekt zu mir.

Alle stimmen mir zu.

Was mir niemand erzählt – vielleicht, weil sie davon ausgehen, dass ich es weiß – ist, welchen anderen weißen Mann die Palästinenser mit diesem Namen geehrt haben: Adolf Hitler.

»Ich habe deutsches Blut«, klärt mich einer der Anwesenden auf. »Wir alle, alle Palästinenser sind Deutsche.«

Ein paar Schritte von unserem Esstisch entfernt ist ein Schwimmbecken, und einige der Spaziergeher beschließen, ins Wasser zu springen. Sie laden mich ein, mitzumachen.

Ich lehne respektvoll ab; ich schwimme nur mit Eva.

Ich sehe Dschibril an, und wir lachen gemeinsam.

General Dschibril ar-Radschub ist ein Löwe von einem Anführer, klug, scharfsinnig, witzig, liebend und hasserfüllt, streng, herzlich, freundlich, väterlich, verrückt, entschlossen, launenhaft, charismatisch, kalt, warm, genial. Wenn die Palästinenser sich jemals zusammenraufen sollten, werden sie ihre derzeitigen Anführer vertreiben und ihn dazu bestimmen. Ein Mann, der genügend Disziplin aufbringt, sechs Stunden an einem Tag zu laufen, weiß auch, wie man die eigenen Leute über Jahre führt.

Fragen Sie mich nicht, wie ich zu diesem Schluss gekommen bin. Abu Ali der Deutsche weiß, was das Beste für seine Blutsbrüder ist.

Ein Bad für deutsche Weltverbesserer

Früher, vor vielen Jahren, flogen die Deutschen regelmäßig aus ihrem Heimatland nach Israel ans Tote Meer, um im weltberühmten Salzwasser zu baden. Manche taten es zur Erholung, andere für die Fitness, und wieder andere, um ihre Schuppenflechte zu kurieren, eine wirklich lästige Hautkrankheit.

Alles war gut, bis eines Tages die Besitzerin einer großen deutschen Reiseagentur, die davon lebte, dass die staatlich geförderten Krankenkassen für die Flüge ihrer Kunden zahlten, ihre Meinung änderte. Sie war in Deutschland zur Weltverbesserin erzogen worden und fand es moralisch verwerflich, dass israelische Juden aus Deutschen Profit herausschlugen. Sie dachte lange darüber nach, bis ihr eine wirklich großartige Idee kam: Man müsste die Juden durch Nicht-Juden ersetzen. Sogleich kontaktierte sie einen Jordanier, den sie kannte, und erklärte ihm: Wenn Sie ein Hotel auf der jordanischen Seite des Toten Meeres bauen, schicke ich die Touristen nicht mehr nach Israel, sondern nach Jordanien.

Der Jordanier war ein guter Geschäftsmann und begann tatsächlich ein Hotel zu bauen, als er diese großartige Idee hörte. Er nannte es Dead Sea Spa Hotel, und heute verbringe ich, der beste Deutsche, den es gibt, die Nacht in genau diesem Hotel.

Doch wie Sie inzwischen wissen, hasse ich die Politik und liebe die Medizin. Deshalb statte ich am nächsten Morgen Dr. Zuhair Bisharat einen Besuch ab, dem leitenden Hautarzt des Hotels, um ihn zu fragen, wie ein See eine Krankheit heilen kann.

»Die Deutschen sind die Besten«, sagt er, als ich vor ihm sitze. Seine Augen leuchten wie die eines Kindes.

Worin sind sie die Besten?, frage ich, bescheiden, wie ich als Deutscher so bin.

»In der Wissenschaft, der Pünktlichkeit, und die stärkste Wirtschaft haben sie auch.«

Zuhair kommt aus Amman. Zum Hautarzt – Schwerpunkt Schuppenflechte – ist er in Deutschland ausgebildet worden. Er erklärt mir: »Wir befinden uns 425 Meter unter dem Meeresspiegel. Die langwellige UV-A-Strahlung kommt hier an und dringt in die Haut ein, während die kurzwellige UV-B-Strahlung, die es an vielen Orten auf der Welt gibt, unsere Haut schädigt. Über dem Toten Meer liegt dauerhaft ein Dunstschleier, der einen Teil der UV-B-Strahlung abfängt. So kann uns die UV-A-Strahlung helfen.«

Ich liebe so was, Sie nicht? Das ist so romantisch!

Er fährt fort: »Zur Zellteilung der Haut kommt es normalerweise nach 28 Tagen, das heißt, die Haut erneuert sich alle 28 Tage. Aber bei Patienten, die unter Schuppenflechte leiden, erneuert sie sich alle vier Tage. Und genau diesen Prozess verhindert die UV-A-Strahlung.«

Das wusste ich alles nicht. Sie etwa?

Der Spezialist aus Amman erklärt weiter: »Noch etwas: Die Luft hier enthält mehr Sauerstoff als an irgendeinem anderen Ort der Erde, weil der Atmosphärendruck hier viel höher ist.«

Macht einen diese Gegend, das Tote Meer, auch schlauer?

Ich kann nicht fassen, dass ich ihm eine so blöde Frage gestellt habe, doch das habe ich.

Zum Glück beantwortet er sie: »Ja, ja. Hier gibt es mehr Bromid als irgendwo sonst, und das beruhigt. Man ist also entspannter, und der Sauerstoff macht einen schlauer. Das gibt es nur am Toten Meer.«

Besteht ein Unterschied zwischen der israelischen und der jordanischen Seite des Toten Meeres?

»Ja!«

Worin besteht dieser Unterschied?

»Wir sind hier am Nordufer des Sees, und das nördliche Becken ist 385 Meter tief. Im Süden ist es nur einen bis drei Meter tief. Für die Haut ist diese Seite besser, weil der Salzgehalt hier geringer ist.«

Bedeutet das auch, dass die Jordanier schlauer sind?

»Nein.«

Wow. Schockierend.

Aber keine Sorge, es gibt Menschen, die sind eindeutig schlauer als wir. Wer? Die Deutschen.

»In Deutschland bauen sie die natürlichen Bedingungen des Toten Meeres in Zentren zur Behandlung von Hautkrankheiten nach. Aber das künstliche Licht ist nie so gut wie das natürliche.«

Dr. Zuhair empfiehlt Schuppenflechte-Patienten, im Durchschnitt drei Wochen hier zu bleiben. »Im Durchschnitt ist die Krankheit damit für 6,2 Monate geheilt.«

Ich möchte wissen, ob er, als Arzt, einmal auf der anderen Seite des Toten Meeres war, um sich die Unterschiede mit eigenen Augen anzusehen und sich vielleicht mit den Schuppenflechte-Patienten dort zu unterhalten.

Er sei noch nicht dort gewesen, sagt er. Ja, er ist Tausende von Kilometern übers Mittelmeer geflogen, um in Deutschland zu studieren, aber die paar Meter nach Israel ist er nie gefahren.

Wieso?

»Ich werde nicht dorthin gehen, bevor es Frieden zwischen den Israelis und den Palästinensern gibt.«

Stellen Sie sich vor, ein jüdischer Siedler schleicht sich in Ihre Praxis hier und sagt: »Shalom, bitte behandeln Sie meine Haut. Niemand mag mich, niemand will mich ansehen, und meine eigene Frau will nicht mehr mit mir schlafen. Bitte, bitte helfen Sie mir. Ich zahle jeden Preis.« Würden Sie ihn behandeln?

»Nein, ich würde ihn nicht behandeln. Ich würde mit ihm reden, ihn fragen, wieso er Land genommen hat, das ihm nicht gehört, aber ich würde ihn nicht behandeln. Schuppenflechte ist keine lebensbedrohende Krankheit, und ich würde ihn nicht behandeln.«

Würden Sie ihm Kaffee anbieten, während Sie diese wichtigen Themen mit ihm besprechen?

»In meinem Büro gibt es keinen Kaffee.«

Das heißt natürlich nicht, dass er keine Juden mag. Einige seiner besten Freunde, erzählt er, seien Juden.

Und wo leben die?

In Deutschland und Österreich, sagt er und steht auf. Er habe einen Termin, sagt er, und dürfe sich nicht verspäten. Pünktlichkeit, betont er, sei eine gute Eigenschaft, die er von den Deutschen gelernt habe, und er sei ein guter Schüler.

Ich bin auch ein guter Schüler. Ich bin jetzt in Jordanien und nehme an einer Friedensmission teil, die von einer deutschen Stiftung bezahlt wird. Brillanterweise hat diese Stiftung hier Araber und Juden versammelt, die allesamt glauben, dass Israel auf der Seite des Unrechts steht.

Fragen Sie mich nicht, was eine solche Gruppe zum Frieden beitragen kann. Doch zumindest baden die deutschen Weltverbesserer immer noch auf dieser Seite des Sees. Juden dürfen das Hotelgelände übrigens nicht verlassen. Erwarten Sie nicht, dass ich Ihnen das erkläre. Es ist zu kompliziert. So komplexe Sachverhalte verstehen nur jordanische und deutsche Freunde des Friedens. Nur eines kann ich Ihnen sagen: Ich, Tobi der Deutsche, bade im Toten Meer und fühle mich ausgesprochen friedlich.

Messi, Hitler und ich

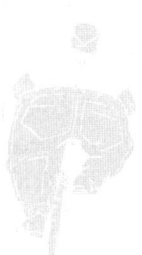

Als Anfang des Monats ein Rabbi namens Ovadja Josef im Alter von 93 Jahren starb, kamen, israelischen Medienberichten zufolge, 850 000 Menschen zu seiner Beerdigung.

Was bringt so viele Menschen, mehr als zehn Prozent der Gesamtbevölkerung eines Landes, dazu, um diesen alten Mann zu trauern und zu heulen, als ob sie einen nahen Verwandten verloren hätten?

Allein kann ich das nicht verstehen, also besuche ich die Experten für dieses Land, die Mitarbeiter von *Haaretz. Haaretz* ist Israels berühmte linksliberale Zeitung. Dort soll es brillante Leute geben.

In einem unscheinbaren Gebäude werde ich Alon Idan vorgestellt, dem Redakteur der Meinungsseite, der zugleich Sportjournalist ist. Und siehe da, er verwendet in seiner Kolumne Sport, um über Politik zu sprechen.

Das passt perfekt zu mir, weil ich der beste intellektuelle Sportsmann bin, den es gibt.

Wir trinken eine Tasse türkischen Kaffee, und Idan stellt mir sein sportjournalistisches Konzept vor.

Erst neulich, erzählt er, habe er seine Sportkolumne

dazu genutzt, über die Verbindung zwischen Lionel Messi und Ovadja Josef zu schreiben. Beide würden Genies genannt, »einer ein Genie der Bibel und der andere des Fußballs, und ich habe versucht, zu verstehen, was an beiden so genial ist«.

Und das hat er herausgefunden: Vor vielen Jahren erklärten Politiker Josef zum Genie und »die israelischen Medien übernahmen dieses Klischee sofort: Wo immer der Name Josef auftauchte, wurde der Titel Genie hinzugefügt. Und bald fingen Hunderttausende Menschen an, ihn so zu nennen.« Wissen die, was ihn zum Genie macht? Eigentlich nicht. »Wenn Sie sie fragen würden, wüssten sie keine Antwort.«

Josef, sagt Idan, habe »rassistische, chauvinistische, dunkle und primitive« Ideen verbreitet, daher sein Genie.

Er führt ein Beispiel an. Als in Amerika vor ein paar Jahren Tausende Menschen durch den Hurrikan Katrina umkamen, »sagte Josef, sie seien gestorben, weil sie Neger waren, die nicht zu Gott beteten«.

Das hat er gesagt?

Nicht nur das. Idan setzt sich an seinen Computer und zählt ein paar weitere von Josefs Lieblingsideen auf: »Eine Frau, die nicht kochen kann, ist behindert.« Oder: »Eine Frau ohne Söhne ist nichts wert.«

Ausgerüstet mit Josefs brillanten Gedanken entschied Alon Idan, »Josef mit den Genies des Sports zu vergleichen, Messi und Jordan«. Er stieß auf etwas sehr Interessantes: Anderen den Titel Genie zu verleihen, einem Rabbi oder einem Sportler, ist ein Akt des »Sich-selbst-Herabsetzens«.

Das leuchtet natürlich ein. Wenn der andere ein Genie ist, was ist man dann selbst? Ein Trottel.

Er fügt hinzu: »Die Leute denken, wenn sie ein T-Shirt mit Messi darauf tragen, würde sein Genie irgendwie auf sie abfärben.« Bloß passiert das nie. Das Einzige, was passiert, ist, dass »viele Menschen sehr, sehr reich werden«, weil Millionen von Fans ihnen T-Shirts und anderen Kram abkaufen.

Das gefällt mir, doch Idans Leser mögen es nicht, wenn er sich über ihre T-Shirts lustig macht. Sie »werden richtig sauer und aggressiv«.

Stört ihn das?

»Ich mache weiter«, sagt er mit einem jungenhaften Lächeln, denn »das ist meine wahre Liebe, meine einzige echte Leidenschaft: Ich will, dass die Leser sauer werden.«

Ich muss zugeben, das ist ein seltsames Vergnügen, und ich bitte ihn, es mir zu erklären.

»Ich geb's ihnen, ich zwinge sie, in den Spiegel zu schauen.«

Alon Idan bekämpft seine Sportleser ohne Furcht, manchmal verpasst er ihnen recht unschmeichelhafte Namen.

»In Israel«, erzählt er, »haben die Menschen jahrelang ausländische Trainer gehasst. Sie haben immer wieder neue Begründungen erfunden, aber in Wahrheit wollten sie einfach keine Nicht-Juden. Schlichter Rassismus.«

Wie ein Fünfjähriger, der eine Flasche Wein auf den Boden wirft und sich verzückt die von ihm angerichtete Sauerei ansieht, bereitet es diesem Kolumnisten großes Vergnügen, so viele seiner jüdischen Brüder herunterzumachen, wie er nur kann. Und wenn er einmal angefangen hat, hält ihn nichts mehr auf.

»Ich denke, dass der Sport den Menschen eine Bühne bietet, um Gefühle und Gedanken zu zeigen, die man nirgendwo sonst ausleben kann. Siebzig Jahre lang hat der Fußballverein Beitar Jerusalem keine arabischen Muslime aufgenommen. Dürfte man sich irgendwo sonst so verhalten? Nein. Beim Sport geht das. Die dunkelsten Träume lassen sich beim Sport umsetzen.«

Wieso ist Sport ein so geeigneter Ort für unsere dunkelsten Emotionen?

»Die Natur des Sports ist der Wettkampf zwischen Gruppen und Menschen, und jeder kann Teil einer dieser Gruppen sein«, sagt er und fügt hinzu: »Beim Sport darf man kämpfen. Dein Körper ist eine Waffe, deine Seele ist eine Waffe, und beide werden in diesem Spiel eingesetzt, einem Krieg. Und im Kontext des Krieges ist alles erlaubt.«

In der Liebe und im Krieg ist alles erlaubt …?

»Genau.«

Also hatte Hitler im Grunde recht.

»Wieso das?«

Was hat Hitler im Endeffekt getan? Er hat Mord legalisiert.

Jetzt wählt mein Interviewpartner seine Worte mit besonderer Vorsicht, denn ein Vergleich mit Hitler ist ihm zu viel. Ich formuliere meine Frage neu: Das Konzept der dunklen Mächte, die sich ihren Weg suchen, ist beim Sport und im Krieg das gleiche, auch wenn wir den Namen Hitler einsetzen. Stimmt das?

»Nein. Hitler ist nicht Krieg. Hitler ist speziell; er

hat Mord legalisiert. Sport ist eine Reaktion auf Hitler. Hitler sagt: ›Lasst uns unsere dunkelsten Emotionen in die Realität umsetzen‹, der Sport sagt: ›Lasst uns unsere dunklen Emotionen in ein Spiel umwandeln.‹«

Ich versuche mich auf das Konzept der »dunkelsten Emotionen« zu konzentrieren, nicht darauf, welchen Weg sie sich bahnen, doch seit ich das H-Wort geäußert habe, hängt eine dunkle Wolke im Raum, die ich nicht vertreiben kann. Ich bitte den Kolumnisten, mir zu erklären, wieso das so ist.

»Wenn ich das Wort Hitler höre, gehe ich nicht weiter. In Israel hat Hitler die Funktion eines Stoppschilds.«

Haben Sie diese Zeit immer noch nicht hinter sich gelassen?

»Nein. Wir sind weit davon entfernt, dieses Kapitel unserer Geschichte hinter uns zu lassen.«

Ich verlasse *Haaretz* und gehe spazieren.

Zwischen einem Anführer, der Menschen umbringt, und einem, der Menschen verflucht, besteht ein großer Unterschied. Und doch waren beide extrem erfolgreich darin, die Massen hinter sich zu scharen. Das bringt mich auf einen Gedanken: Könnte ein Land, das nicht in der Lage ist, einen längst verstorbenen Führer zu vergessen, nicht neue ernennen?

Höchstwahrscheinlich nicht. Es sei denn, ein paar Politiker erklären mich zum neuen Genie.

Das wäre eigentlich ganz schön.

Ein Fußballspiel zwischen linken und rechten Rassisten

Heute findet ein Fußballspiel statt: Beitar Jerusalem gegen Hapoel Tel Aviv.

Zigtausende kommen zum Spiel, hauptsächlich Männer, und der Zug nach Jerusalem ist brechend voll.

Einen kurzen Spaziergang von der Endhaltestelle entfernt liegt das berühmteste Fußballstadion des Landes. Dreißigtausend Menschen, heißt es, werden heute dort sein.

Während ich auf das Stadion zugehe, das Teddy-Stadion von Jerusalem, sehe ich das Werken der Beitar-Fans. »Judaisiert Jerusalem!«-Poster sind an Masten aufgehängt. »Wir wollen Israel, Araber raus!«, singen die Fans, die an mir vorbeilaufen.

Was hat ein Ball mit Arabern zu tun? Oder mit Juden?

Bist du für Beitar?, frage ich einen Mann.

»Bis zum Tod«, antwortet er.

Das erscheint mir ein bisschen extrem.

Sein Freund macht den Hitlergruß, als das Wort Hapoel fällt, der Name des Vereins, gegen den Beitar heute spielt.

Wieso bist du für Beitar?, frage ich einen anderen Fan.

»Weil ich zum Beitar-Fan erzogen wurde«, antwortet er.

Sehr überzeugend.

Zwei berittene Polizisten stehen in der Nähe.

Was erwarten Sie sich von heute Abend?

»Dass ich irgendwann ins Bett gehen kann.«

Rechnen Sie mit Ärger?

»Fragen Sie die da«, sagt einer der Polizisten und zeigt auf die Fans, als ob er auf einen Haufen Müll zeigen würde.

»Waren Sie hier, als die beiden Mannschaften das letzte Mal gegeneinander spielten?«

»Ja.«

Was ist da passiert, gab es Schlägereien?

»Ja.«

Und Bomben?

»Ja.«

Spielen Araber für Hapoel?, frage ich einen Fan.

»Ja.«

Und für Beitar?

»Nein!«

Er erklärt mir seine Lebensphilosophie:

»Für dieses Land besteht keine Hoffnung, keine Hoffnung, wegen der Araber. Wenn wir die machen lassen, was sie wollen, übernehmen sie das Land.«

Dieser Mann ist zugleich Schwarzmarkthändler. Das ist, soweit ich weiß, illegal, aber hier stört es niemanden.

»Dreißig Schekel das Ticket!«, brüllt er, dann unterhält er sich weiter mit mir. »1948 haben wir die

Araber von Aschdod bis Aschkelon vertrieben. Gibt es dort Probleme mit Arabern? Nein. In anderen Städten haben wir Mitleid mit ihnen gehabt, und wir haben verloren. Dort gibt es jetzt überall Araber und überall Probleme. Ihr Journalisten schreibt, dass wir schreien ›Weg mit den Arabern‹. Aber habt Ihr auch geschrieben, dass die Araber schreien ›Tod den Juden!‹? Nein! Ich spiele mit offenen Karten und sage: Weg mit den Arabern! Die Hälfte der Mannschaft von Hapoel sind Araber. Wollen Sie mir erzählen, dass das keine Politik ist? Dreißig Schekel das Ticket! Dreißig Schekel! Dreißig Schekel!«

Ich kaufe ihm ein Ticket ab. Das sieht nach einem Spiel aus, das ich mir nicht entgehen lassen sollte.

Wenig überraschend, lande ich in einem Beitar-Block.

Ungefähr neunzig Prozent der Fans im Stadion sind für Beitar. Vor dem Anpfiff brüllen die Beitar-Fans: »Hurensohn! Hurensohn!«

»Jerusalem ist nicht Europa!«, brüllen die Hapoel-Fans zurück – eine Anspielung auf rassistische Fans in Europa, die die Fans des Gegners als »Juden!« beschimpfen.

Die Beitar-Fans brüllen zurück. Gott weiß, was genau sie da schreien.

Natürlich kommt jetzt wieder von den Hapoel-Fans etwas zurück, und der Lärm ihres Geschreis kann jedes normale Wesen taub werden lassen, ob Mensch oder Katze. Das ist ganz offensichtlich ein politisches Spiel.

»Beitar Jerusalem!«, schreit der Stadionsprecher, während Stimmzettel mit dem Namen eines rechten

Politikers auf uns niederregnen. Morgen findet eine Wahl statt, und man will, dass der Rechte gewinnt.

Die Nationalhymne Israels, die Hatikvah, wird gespielt. Ein Fan von Hapoel, ein Araber mit freiem Oberkörper, macht ein Zeichen in Richtung der Beitar-Fans, »Ihr seid tot!« soll es bedeuten. Seine Freunde, die als die Roten bekannten Fans (Beitar ist gelb), unterstützen ihn lautstark.

Ich dachte, dass ich Beitar nicht mag, weil sie mir zu rassistisch sind, aber jetzt mag ich auch Hapoel nicht mehr.

Beide Lager scheinen aus Rassisten zu bestehen, denen es Spaß macht, einander zu hassen.

Jetzt wird eine Schweigeminute eingelegt, zu Ehren des verstorbenen Rabbis Ovadja Josef.

Die Hapoel-Fans interessiert das nicht sonderlich, und die Anhänger von Beitar beschimpfen sie: »Ihr Linken!«

Endlich beginnt das Spiel.

»Ich liebe dich, Beitar!«, singen die Fans von Beitar.

Überall sind Polizisten. Die Fans von Beitar sind fast ausschließlich Männer, einige tragen die Kippa – die man bei Fußballspielen normalerweise nicht sieht –, und fast alle sind sephardisch, das heißt, ihre Familien stammen aus arabischen Ländern.

In der siebten Minute fällt fast ein Tor für Hapoel, und man kann hören, wie die Beitar-Fans eine Sekunde lang den Atem anhalten, doch ihr Torhüter fängt den Ball, und schon verstummen die Hapoel-Fans. Eine Minute später passiert das Gleiche noch einmal. Ein Spieler von Hapoel läuft an und drischt den Ball durch die Verteidigungsreihen von Beitar, doch wieder hat der Torhüter den Ball.

Hapoel spielt offensiv und ist eindeutig die bessere Mannschaft. Obwohl es weiterhin 0:0 steht, singen die Fans von Hapoel, und die von Beitar sind still.

Das Spiel ist ziemlich langweilig. Beitar spielt ohne Konzept und Strategie – außer der, wild durcheinanderzurennen. Hapoels größtes Problem ist Beitars Torhüter. Nur in der 20. Minute wacht das Stadion kurz auf, als der Ball fast im Netz von Hapoel landet, doch diesmal ist deren Torhüter zur Stelle.

Bei den Fans von Beitar ist die Luft raus.

Um die dreißigste Minute werden wir Zeugen von mangelndem Talent in Perfektion. Die Spieler von Beitar stehen direkt vor dem gegnerischen Tor, während die Mannschaft von Hapoel das Verteidigen komplett vernachlässigt. Ein leichter Tritt vor den Ball würde reichen. Ein sicheres Tor. Aber die Spieler von Beitar schaffen es, den Ball in die andere Richtung zu schießen. Die Fans stehen auf und kratzen sich fassungslos am Kopf.

Und dann schreien die Fans von Beitar plötzlich, ohne erkennbaren Grund: »Hapoel, Hurensöhne!« Bald ist das Lied zu Ende, und die Fans von Hapoel stimmen aus voller Kehle an: »Yallah, Hapoel!«

Zur Halbzeit steht es 0:0, null für die Juden, null für die Araber. Ein Beitar-Fan neben mir sagt: »Was soll ich sagen? Wir brauchen Glück. Es kommt nur auf's Glück an.« Die Linken aus Tel Aviv und die Araber, räumt er ein, »spielen besser. Aber was zählt, ist Glück.«

Ich verlasse das Stadion. Soweit ich sehen kann, bin

ich der Einzige, der geht. Dies ist letzten Endes ein politisches Spiel, zwischen Jerusalem und Tel Aviv, sozusagen zwischen Rechten und Linken, Rassisten hier und Rassisten da. Die Gelben scheinen noch rassistischer zu sein, aber wer wollte behaupten, dass ein halber Rassist besser sei als ein ganzer.

Die Straßen um das Stadion herum sind praktisch menschenleer. Nur das Plakat mit dem Aufruf »Judaisiert Jerusalem!« hängt immer noch an dem Mast.

Wird Beitar gewinnen?

Wie es der Zufall so will, hatte der letzte Fan, mit dem ich gesprochen habe, recht. Beim Fußball braucht man nur ein bisschen Glück. Beitar schoss in der 82. Minute ein Tor, das zum Sieg reichte. Linke: null. Rechte: eins.

Am nächsten Tag verliert der Kandidat der Rechten die Wahl.

Wenn es so läuft wie in der Vergangenheit, werden die ausländischen Medien von den rassistischen Beitar-Fans berichten und damit den Israelis insgesamt Rassismus unterstellen, ohne jedoch darauf hinzuweisen, dass Beitar dort verloren hat, wo es wirklich zählt: an der Wahlurne.

Am nächsten Tag sind die »Judaisiert Jerusalem!«-Schilder nicht mehr da. Dafür sind die Wände in der Altstadt von Jerusalem mit Graffiti besprüht. Sie fordern, alle Juden aus der Stadt zu vertreiben.

Hallo, Schwarzmarkthändler: Ich hab's geschrieben. Und irgendjemand in Europa liest es.

Ich zeige allen, wie ein echter Profi läuft

Es gibt zwei Mekkas, eines in Saudi-Arabien und ein anderes, Sie kommen nie darauf, in Israel. Das in Saudi-Arabien ist für muslimische Pilger, das in Israel für Journalisten. In diesem kleinen Teil der Welt gibt es mehr Journalisten als Katzen. Und glauben Sie mir, auf diesem Planeten gibt es nirgendwo so viele Katzen wie in Israel. Im Klartext, damit Sie sich ein Bild machen können: Israel ist größtenteils von Katzen und Journalisten bewohnt. Man sieht sie, wohin man auch geht, und meistens versperren sie einander den Weg.

Dieser Umstand macht Israel natürlich zum idealen Ort, um Journalismus zu studieren. Hier lässt sich das journalistische Handwerk in Reinform beobachten.

Ich bin in Nazareth, einer Stadt innerhalb von Israels sogenannter Grüner Linie, womit die Grenze vor 1967 gemeint ist. Hier gibt es keine UNO, keine Streitigkeiten, keine israelische Armee. Es gibt keine Siedler. Oder, um genau zu sein: keine Juden. Ein Jude, der hier ein Haus kaufen will, kann das gleich wieder vergessen, weil niemand an ihn verkaufen wird. Das heißt aber nicht, dass ein Jude hier keine

Geschäfte machen kann. Wenn ein Jude eine tolle Idee hat, an der die Bewohner von Nazareth mitverdienen können, hören sie sich das gerne an.

Und auf genau so eine Idee kam eines Tages ein Jude: den Jesus-Trail. Wie viele andere jüdische Erfindungen auch, ist diese ein wenig kompliziert, aber kurz gesagt geht es um einen 65 Kilometer langen Jesus-Christus-Wanderweg, für den man mehrere Tage braucht. Welchen Weg man genau nimmt, spielt keine Rolle, und der jüdische Geschäftsmann glaubt selbst nicht an Jesus, aber um dabei zu sein, muss man 1000 Dollar oder so bezahlen. Die Leute mögen es heutzutage, wenn Sport mit ein bisschen Spiritualität kombiniert wird, deshalb hat sie der Jesus-Trail sofort überzeugt.

Perfekt. Und die arabische Bevölkerung Nazareths hat dem Juden erlaubt, in ihrer Stadt Geschäfte zu machen.

Und schon sind die Journalisten da. Vor mir sitzt im Empfangsbereich eines örtlichen Hotels ein Mann, der größer als Jesus und schwerer als Gott sein muss. Er sei britischer Journalist, erzählt er, und in der Stadt, um einen Sonderbericht über den Jesus-Trail zu schreiben. Ich sehe ihn mir genau an: Er steht aus seinem Sessel auf und geht fünf Schritte zum Kuchenbuffet, was mit beträchtlicher Anstrengung verbunden zu sein scheint, denn sofort bilden sich Schweißtropfen in seinem Gesicht. Ich sage nichts.

Er nimmt sich Kuchen und kommt langsam und noch mehr schwitzend zum Sessel zurück. Sollte dieser Mann wirklich vom Jesus-Trail träumen? Es wäre ein noch größeres Wunder als die Wiederauferstehung Jesu, wenn er es auch nur bis zum Start des Trails schaffen würde, ganz zu schweigen davon, dass er den kompletten Weg schafft.

Ich sehe ihn eindringlich an, und meine Zunge, diese schlecht erzogene Kreatur, spricht ganz automatisch zu ihm: Meinen Sie das ernst? Wollen Sie wirklich den Jesus-Trail mitlaufen? Sie werden nach nicht mal 15 Minuten tot umfallen!

Er setzt sein Tony-Blair-Lächeln auf und sagt: Wissen Sie, ich werde den Start mitmachen.

Dieser Mann plant, nicht länger als drei Minuten mitzulaufen, um dann einen mächtigen, mehrseitigen Artikel über den Jesus-Trail zu verfassen.

Nachdem ich mich vom ersten Schock erholt habe, sammle ich mich und überdenke das Ganze.

Dann, eine oder zwei Stunden später, komme ich zu einem Urteil: Dieser fette Mensch ist ein Genie. Ich sollte von ihm lernen und selbst britischer Journalist werden!

Ich bin so glücklich über diese Erkenntnis, dass ich ein paar Tage später beschließe, seine Formel selbst anzuwenden. In Jerusalem gibt es einen Nachtlauf. Von 21 Uhr bis 22.30 Uhr sind alle herzlich eingeladen, auf einer Zehn-Kilometer-Minimarathonstrecke durch die Straßen von Jerusalem zu laufen. Das klingt in meinen Ohren wie ein Gottes-Trail.

Ich nehme mir vor, es auf die britische Art zu versuchen.

Der Lauf findet in der Deutschen Kolonie statt, und ich treffe eine Stunde vor Beginn ein, um mich anzumelden. Natürlich hat die Anmeldung als ich ankomme bereits geschlossen. Trotzdem erhalte ich meine Ausrüstung: ein grünes T-Shirt. Ich ziehe es an und fühle mich wie ein Gewinner. Langsam gehe ich zur Ziellinie, posiere wie der Sieger des Laufs und lasse Fotos von mir machen. Fotos lügen nicht, wie wir alle wissen – vor allem die von Fotojournalisten aus Israel –, und, so seltsam es auch klingen mag, ich fange an zu glauben, dass ich tatsächlich gewonnen habe.

Das Problem ist nur, dass es noch eine Stunde dauert, bis dieser Nachtlauf überhaupt losgeht, und ich will auf keinen Fall den Zieleinlauf verpassen. Bei diesem letzten Teil will ich unbedingt dabei sein, aber das ist noch ein paar Stunden hin.

Um mir die Zeit zu vertreiben, spaziere ich durch die benachbarten Straßen, als ich plötzlich eine riesige Schlange von Hunderten Menschen vor mir sehe. Wenn die dort hineinwollen, sage ich zu mir selbst, dann sollte ein Marathonsieger Nummer eins wie ich auch dabei sein. Ich kämpfe mich durch die Menge, und die Leute, diese lustigen Geschöpfe, stören sich nicht an meinem Geschubse. Sie sehen mein T-Shirt, erkennen mich als ehrbaren Sportsmann und feuern mich an.

Als ich drin bin – ich hatte wirklich keine Ahnung, wo ich landen würde –, erfahre ich, dass dies ein Vortrag von Rabbiner Lord Jonathan Sacks ist, dem ehemaligen Oberrabbiner Großbritanniens.

Die Briten sind in diesem Land überall, und mir kommt ein Gedanke. Wieso sind sie hier? Versuchen sie, das Britische Mandat wiederherzustellen?

Egal, was sie vorhaben, ich bin nicht dabei. Ich habe genug von einem Briten gelernt, einem ernsten Journalisten, und habe wirklich keine Lust, meine

Zeit mit einem weiteren Briten zu verbringen, auch wenn er ein lustiger Rabbi ist.

Ich stehe auf und gehe zurück nach draußen. Ich sehe keine Autos auf der Straße, und die Polizisten, die ich frage, wieso der Verkehr gesperrt wird, sagen, dass ein Mini-Marathon stattfindet und die Straßen bald von Läufern bevölkert sein werden. Wissen Sie das nicht?, fragen sie mit einem Blick auf mein T-Shirt.

Ach, Gott im Himmel: Das hatte ich total vergessen!

Menschen kommen vorbei und sehen mein T-Shirt; sie denken wirklich, dass ich der Erste bin, und feuern mich an. Weiter so!, rufen sie.

Mir wird klar, dass ich keine andere Wahl habe, und laufe los, wenn auch nur, um den Zuschauern zu zeigen, wie ein echter Profi läuft.

Verflucht seien die Briten und ihre Journalisten. Kein Wunder, dass sie den Nahen Osten verlassen mussten.

Ich renne los. Schneller als Jesus.

Es ist schon länger her, dass ich zuletzt gelaufen bin. Joggen ist nicht gerade meine Lieblingsbeschäftigung. Aber der Geist des Nachtlaufs packt mich, und es fängt an, mir Spaß zu machen.

Ja, schnell zu laufen ist nicht einfach, wenn man es länger nicht getan hat. Aber Junge, wenn man den Motor seiner Füße erst einmal angeschmissen hat, dann gibt es kein Halten mehr. Sogar die Katzen staunen, wie schnell ich bin. Als ich merke, dass ich außer Atem bin, laufe ich langsamer, aber ich bleibe nicht stehen. Sobald ich wieder zu Atem komme, renne ich weiter. Weiter. Und weiter. Und weiter.

Schließlich erreiche ich das Ziel. Ja, ich habe eine Abkürzung genommen – ich muss mich jetzt wie ein europäischer Journalist verhalten, bevor die israelische Polizei meine Presseakkreditierung anzweifelt –, aber ich bin heute so viel gelaufen wie seit langer, langer Zeit nicht mehr.

Probieren Sie es aus. Und schreiben Sie darüber.